健康·智慧·生活丛书

这样吃全谷就对了

董俊杰 / 主编

图书在版编目（CIP）数据

这样吃全谷就对了 / 董俊杰主编. — 北京：中国
纺织出版社，2016.3 （2024.1重印）
（健康·智慧·生活丛书）
ISBN 978-7-5180-1703-4

Ⅰ.①这… Ⅱ.①董… Ⅲ.①谷物 – 粮食营养 – 基本
知识 Ⅳ.①R151.3

中国版本图书馆CIP数据核字（2015）第298964号

责任编辑：张天佐　　责任印制：王艳丽　　版式设计：娟子

中国纺织出版社出版发行
地址：北京市朝阳区百子湾东里A407号楼　邮政编码：100124
邮购电话：010-67004461　传真：010-87155801
http：//www.c-textilep.com
E-mail：faxing@c-textilep.com
中国纺织出版社天猫旗舰店
官方微博 http：//weibo.com/2119887771
北京兰星球彩色印刷有限公司　　各地新华书店经销
2016年3月第1版　2024年1月第3次印刷
开本：710×1000　1 / 16　印张：12
字数：209 千字　定价：39.80元

前言

随着生活水平的提高，人们的食品消费观念不断发生变化。从早期对食品高能量的追求，过渡到对其口感等特性的要求，色、香、味、形俱佳的食品对消费者有着强大的吸引力。

目前，人们的养生保健意识逐渐增强，消费趋势开始转向具有合理营养和保健功能的营养保健食品，人们越来越注重饮食对健康的影响，因而"全谷"饮食观念如雨后春笋般崭露头角，得到越来越多的重视并迅速发展起来。

吃"全谷"是一种健康的饮食理念，是指用完整的谷物种子（包括胚芽、胚乳和种皮）加工成食品，例如燕麦片、爆玉米花等。完整的谷粒是一种重要的食物营养来源，含有优质植物蛋白、糖类、脂类、膳食纤维、碳水化合物、矿物质和维生素，以及其他对人体健康有益的成分（如酚酸、黄酮、木酚素等）。研究证明，全谷物食品对心脏病、消化系统的癌症及糖尿病等有一定的预防作用。全谷物食品是社会发展到一定阶段的产物，是一种消费阶层渐次递进的消费食品。

可见，全谷物时代的到来是必然的，随着全谷食物不断发展和普及，将会受益更多的家庭和人群。

目录

第一章

新时代的吃谷新主张
——善吃"全谷"

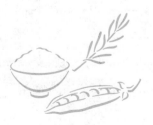

这样吃 全谷 就对了

第二章

科学加工、合理烹调、有效储存，3步提升全谷的营养价值

第三章

就在我们身边的全谷及其食品

第四章

吃好全谷，缓解病痛、改善亚健康

第五章

吃好全谷餐，全家齐分享

第六章

吃好全谷餐，不同体质不同养

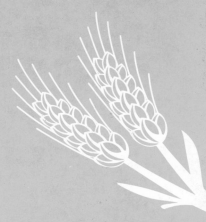

第一章

新时代的吃谷新主张——善吃『全谷』

什么是全谷食物

全谷食物主要是与粗粮食物的精细之分，全谷食物中含有最基本的维生素，而且不会过于精细，人体能够充分吸收其中的营养。这里所说的全谷类食物，包括大麦、玉米、大米、燕麦及小麦等。

全谷，是脱壳之后没有精制的粮食种子。我们常见的大部分粗粮其实都属于全谷，例如小米、大黄米、高粱米、糙米、黑米、紫米、红米、小麦粒、大麦粒、黑麦粒、荞麦粒，还包括已经磨成粉或压扁压碎的粮食，例如我们常见的燕麦片、全麦粉等食物。通俗地说，全谷食物只要不把种子外层的粗糙部分和谷胚部分去掉，保持种子原有的营养价值，都可以认为是全谷。

虽然我们很容易辨别全谷食物，但是粗粮不等于全谷，因为有些粗粮并不属于全谷。例如我们所见到的玉米碎，虽然它是粗粮，但玉米经过加工后其中的玉米胚已经去掉，玉米种子表面的那层种皮也去掉了，所以它们不能称为全谷。那么，人们会疑问，我们都很喜欢的煮玉米，是不是全谷食物呢，其实也不能完全被称作全谷，因为很多人在啃的时候，把白色的谷胚和一部分透明的种皮留在了玉米棒上，没有得到全部的营养，所以不能叫做全谷。

另外，还有一些食品虽然不被称为全谷食物，但是也可以当粮食吃，也是整粒食用，没有经过精磨，我们大多称为"杂粮"，它们的好处和全谷是类似的，同样有利于健康。如红小豆、绿豆、各种颜色各种大小的芸豆、干豌豆、干蚕豆等，这类食物可以代替一部分精白米、白面粉作为主食，都是非常健康的选择。

注意啦！

全谷是指脱壳之后没有精制的粮食种子。

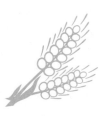

国内对全谷物食品的定义

我国对谷物的认识很早，谷，百谷的总名。《说文解字》中提到："百谷者，稻粱菽各二十；蔬果助谷各二十也。"也就是说，全谷物为稻米、高粱、大豆各占20%；蔬菜、瓜果各占20%。此外，《黄帝内经》里提到了谷物食物："五谷为养，五果为助，五畜为益，五菜为充。""五谷"之说逐渐形成的习俗，是指稻、麦、黍、稷、菽五种粮食作物。黍指玉米、黄米，稷指粟、高粱，菽指豆类。可见，在我国古代就有了对全谷的认识。随着发展，全谷物是指谷物粮食在加工过程中仅脱去种子外面的谷壳，即不利于食用的保护皮层，保全全部天然营养精准加工的完整的天然的种子。

国外对全谷物食品的定义

"全谷物食品"不是所谓的"完整谷物颗粒"食品。美国全谷物理事会于2004年5月对全谷物做出如下定义：全谷物或从全谷物生产的加工形式以及菰米等。这些谷物食品在食用时必须含有种子中所有的麸皮、胚芽和胚乳成分才能称为"全谷物食品"。全谷物原料的形式有多种：整粒、碎粒、破裂或磨碎。它们可以磨成粉或者加工成面包、谷物早餐以及其他形式的加工食品。如果一个食品标签注明包装内含有全谷物原料，那么该全谷物原料则必须含有与加工前种子中相同比例的麸皮、胚芽和胚乳组分。

全谷食品应含有谷物种子中所具有的全部组分（麸皮、胚芽、胚乳）与天然营养成分（蛋白质、维生素、碳水化合物、矿物质等）。

国内外对全谷食品的发展及推进

🌿 国内对全谷食品的发展及推进

近年来，随着人们健康意识的增强，我国的糙米、发芽糙米、全麦粉、燕麦片等全谷物食品也开始崭露头角，但是发芽糙米等目前规模尚小，产量还极少，而且主要以出口为主，国内市场产品很少见。全麦粉的生产方面，仅有少量企业生产，而且由于目前我国全谷物食品的定义、标准等规范缺乏，市场上的全麦粉产品质量参差不齐。在全麦产品方面，品种更是稀少，市场上仅有的少量全麦面包等产品也是以外资企业产品为主。尽管目前刚刚起步，但是也代表着一个新的发展方向。相信随着社会各界的呼吁努力及潜在市场的推动，我国全谷物食品的发展将有一个美好前景。此外，我国谷物食品的多样化发展与国外差距甚大，传统谷物食品、营养强化食品及全谷物食品全面发展是我国粮食加工发展的一个重要方向。

🌿 国外对全谷食品的发展及推进

自20世纪80年代以来，全谷物食品的营养、健康及其加工逐渐引起了发达国家的学术界、工业界与政府等高度关注，尤其是在过去的10～15年里，发达国家对全谷物的兴趣变得尤为突出。

国际上第一个全谷物的专题会议是在1993年由美国农业部及美国膳食协会等机构联合发起在华盛顿召开的。之后每年就全谷物的不同主题召开年会。随着研究的深入，全谷物的健康重要性日益得到重视，不同的组织机构越来越多发起各种全谷物有关的国际会议以进一步推进全谷物的研究与兴趣。

注意啦！

目前国内全谷食品的多样化发展虽与国外有着较大的差距，但其已成为我国粮食加工发展的一个重要方向。

1997年在巴黎召开了第一个欧洲的全谷物会议；2001年在芬兰召开了全谷物与健康国际会议，全面研讨全谷物与健康科学；然后相继在美国明尼苏达州与美国加州召开了全谷物与健康的国际会议。2002年美国在波士顿成立了全谷物委员会（WGC）。2007年在美国堪萨斯成立了一个"win"的全谷物国际网络组织，目前有美国、丹麦、德国、加拿大、澳大利亚与日本参加。2005～2010年，

欧盟启动了一项"健康谷物"综合研究计划项目，该计划的目的是期望增加欧洲人的全谷物消费以减少糖尿病等慢性疾病的危险，提高生活水平。该项目组建了一个技术与营养的专家团队进行研究，确定健康谷物食品的品质标准，研究开发富含膳食纤维、低聚糖、植物化学素的健康促进的谷物组分的相应技术，目前该项目拥有来自15个欧洲国家的43个研究开发合作单位，还有40家企业组建起来的一个工业平台。另外，澳大利亚建立了一个粮食食品合作研究中心，把学术界、政府、工业界组成一个联合合作平台，以研究开发健康的、消费者友好型的粮食食品。

□美国

美国的"健康人2010报告"中提出：到2010年实现至少50%的2岁及以上的人每天至少食用6份谷物制品，而且至少3份为全谷物。

□英国

英国联合健康声称计划（J.H.C.I.）于2002年发布了一个关于全谷物食品的权威文件，即："一个拥有健康心脏的人趋向于把食用更多的全谷物食品作为一个健康生活方式的一部分。"

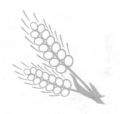

国内推广全谷的意义

人们的健康所需

谷物作为我国膳食结构中最重要的食物资源，其科学合理的消费将对公众的健康产生深刻影响。近年来，由于营养相关慢性疾病的高发，人们的营养健康意识不断增强，越来越多的消费者逐渐开始讲究营养平衡与合理膳食。

营养强化谷物食品的发展在一定程度上满足了消费者的需求。但是营养强化也仅仅是对在粮食加工过程中损失的部分微量营养素进行补充。天然完整的全谷物中所含有的各种微量营养素与抗氧化成分等植物化学素（生理活性成分）是很难通过强化实现的，而且谷物中的各种营养素对健康的作用机理，也可能是各种营养素相互作用与协同增效。从发达国家目前的情况看，在营养强化谷物食品大力发展的同时，全麦粉及其制品、（发芽）糙米及其制品、全燕麦等全谷物食品的快速发展，必将对世界粮食消费方式的变革与发展产生深远的影响。

经济发展，粮食安全所需

合理需求所谓人对全谷食物的合理需求，人们对全谷食物的最低需求满足之后，人们对膳食的营养需要又开始加深了一步，也可以说是人们在"吃得饱"的情况下，对于"吃得好"的全谷食物的需求会逐渐增加。这种合风需求的重点不再是食物的量，而是食物的质。

因此，全谷食物的潜在营养，是否能被人体更好的吸收尤为重要。

人们开始逐步懂得精细粮食的一些弊

注意啦！

全谷食品是人类健康所需，能改善肥胖症、血脂异常、高血压、慢性病等诸多疾患。

端，开始越来越关注谷物类粮食的营养性。因此，全谷食物开始逐渐呈现在科学膳食的"字典里面"，越来越多的人们开始熟悉全谷食物，希望能吃到更符合身体健康的食物。

目前，粮食安全与节约问题成为全球关注的焦点问题之一，我国政府也非常重视国家粮食安全，总体上我国粮食供求将长期趋紧。因此，增加全谷物的消费量，倡导健康粮食消费对我国粮食安全具有重要意义。

发展中存在的问题

□人们的饮食习惯，多精细、少粗粮

由于近年人民生活水平的提高，居民食物多样化发展很多。粮食消费出现了一些新变化，粮食直接消费量逐步下降，且在食物消费中的比重也在不断下降。而动物性食品及食用油的摄入量显著增加。在粮食消费及我国居民膳食营养结构正在发生改变的同时，所谓的"富贵病"、"文明病"等慢性疾病逐渐成为严重的社会问题，也引起了学界、政府等的日益重视。

另一方面，粮食消费基本停留在不断追求具有良好口感、色泽的精白米面食品阶段。要改变这种长期以来形成的习惯与观念，需要学界、媒体、工业界、政府等全方面的努力。

长期以来，我国基本上是以精白米面制品作为我们的主食。对谷物营养与健康方面的关注较少。现代化是中国乃至世界各国发展的必由之路，中国社会发展的历史就是现代化不断提升的历史。中国是一个人口大国和农业大国，在发展农业现代化的基础上，实现中国粮食安全应该是国家现代化的核心目标之一。随着中国社会经济的快速发

展，中国农业现代化和粮食安全协同发展的关系，是个值得深入思考的问题。

□全谷物加工与产品开发技术问题较多

全谷物加工与产品开发有许多技术问题需要攻关。加工过程会使全谷物中的脂类物质更容易被氧化，因为抗氧化剂在加工过程中被破坏，脂类得不到保护，而全谷物中的脂类物质含量比精加工谷物高。另外，谷物糊粉层中含有很多酶类，包括过氧化物酶、多酚氧化酶、淀粉酶等，加工过程中对糊粉层的破坏可导致形成一些不良风味、酶促褐变与淀粉降解等。因此，全谷物加工将涉及到产品口感、风味、色泽、质构等的变化与控制，营养与功能性组分的保留与生物有效性控制，产品稳定性与货架期的控制，微生物污染与控制及产品的多元化开发等诸多问题。

看 这里：吃主食可以粗粮细粮搭配

吃主食的精髓在于粗细搭配，比如蒸米饭时加些小米、红豆，煮白米粥加一把燕麦。但如果粗粮吃太多，就会影响消化，增加胃肠负担，造成腹胀、消化不良等问题。长期大量食用，还会影响人体对钙、铁等矿物质的吸收，降低人体免疫力。

因此，健康成年人每天最好只吃50～100克粗粮，占到主食总量的1/3左右。对于老年人、消化系统尚未发育完善的儿童来说，由于他们消化吸收功能弱，应该适当少吃粗粮，并且通过粥煮得软烂黏糊、粗粮磨粉冲水等方式来促进其消化吸收。

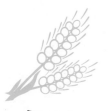

像其他富含纤维和维生素的食物一样，全谷类食物有助于促进身体健康。有多项研究发现，全谷食物对人体的疾病预防有极大的益处。

例如，增加全谷类食物的摄入能使心脏病的发病率平均降低26%。哈佛大学曾经对75571名女性进行的研究也得出了类似的结果，吃全谷类食物最多的女性患中风的概率降低了31%。哈佛大学的另一项研究发现每天食用大量全谷类食物使糖尿病发生的风险降低了38%。

另外，全谷类食物除了具有预防心脏病、中风、糖尿病的作用以外，还有许多其他有益健康的功能，特别是对于男性。其中一项是来自欧洲，研究者发现，高纤维膳食使结肠癌的发生率降低了25%。另一项来自美国，发现增加膳食纤维的摄入能降低结肠息肉和腺瘤的发生率，平均降幅达27%。

此外，还有一项研究发现，经常吃全谷类食物及其加工食品也可以减少前列腺癌的发生。

全谷食物与健康息息相关

看 **这里：** 糖尿病、高脂血症患者多吃全谷物食品

膳食纤维对糖尿病及高脂血症患者的健康益处有比较明确的医学证据。这主要归功于膳食纤维不能被人体吸收的特性，不能被吸收也就不会产生热量，而且摄入的膳食纤维还会延缓胃部排空，增加饱腹感，对于控制血糖及血脂都很有帮助。而全谷食物中富含的膳食纤维非常多，对于普通人群可以适当搭配食用全谷物食品，而最适合被推荐食用全谷物食品的人群，则是糖尿病患者、高脂血症患者和营养过剩的人。

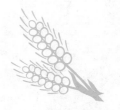

全谷物应该怎么吃、怎么选

□谷物、果蔬每样都不能少

水果和蔬菜富含维生素、矿物质、纤维素以及其他营养素，因而对我们的健康极为重要，但是水果和蔬菜不能代替谷类食物，而谷类食物也不能代替水果和蔬菜。健康的膳食模式应该是谷类食物、水果和蔬菜兼顾。哈佛大学曾经对43757名美国人的研究结果显示，所有形式的膳食纤维均可以降低心脏病发生的风险，谷类纤维较水果、蔬菜纤维更能有效地保护心脏。为了使身体更健康，这两类纤维都需要摄入，每天需要量至少在25克以上，但当今膳食纤维的实际摄入量只有身体需要量的一半。

□全谷食物应占谷类食物的30%

美国农业部有研究表明，膳食金字塔要求每天吃6～11份的谷类食物，具体多少，需要根据活动量大小和身材高矮来定。美国农业部建议全谷类食物占谷类食物的比例在30%以上。

□全谷食物应多样化摄取

食用多种全谷类食物。比如，大麦和燕麦可以供给可溶性纤维，而小麦和玉米则可以提供不溶性纤维，同时你也可以试着吃些小米、奎藜籽等其他谷类。一般每份提供5～6克纤维的食物品种是最好的，比如可选择燕麦片、燕麦麸皮、葡萄干等全麸质食物。如果这些富含纤维的食物再配些水果和脱脂牛奶，将会是理想的早餐和夜宵。

经常吃些全麦面包、松饼等面食，尝试

注意啦！

水果和蔬菜不能替代谷类食物，谷类食物也不能替代果蔬，二者需搭配摄入。

这样吃 全谷 就对了

10

做全麦意大利面，也可以吃些大麦和高粱米以代替土豆。大多数人能够学会去品尝、食用全谷类食物，对于不喜欢全谷类食物的人则可以服用纤维补充制剂。

全谷类食物是膳食中基础性的食物，它的出现远远早于精制谷类食物，因此提倡食用全谷类食物可谓返璞归真。有时候尽管食用全谷类食物会使你感觉肚子有些胀气，但它毕竟是最基本的食物，利于健康，值得我们去重视，值得我们"小题大做"。

看 这里：全谷食品与精细食品的区别

全谷食物是加工程度最低的谷类食物。谷类所有可食用的部分，如糠麸、胚乳甚至其中的一些微生物都没有去除，换句话说谷子在田里是什么样的，全谷食物就是什么样的。现代社会我们所食用的大多数谷物都是精加工而成，这样的加工去除了大量的营养物。与之相对，全谷食物保留了谷物全部的纤维、维生素和矿物质。现在全食面粉和各种维生素复合产品在各大超市都有出售。

❀ 挑选优质的全谷食品

购买食物时应该选择成分标签上注明是全谷类的食物，标有"100%全谷类"的食物是最好的。值得注意的是，在选购时千万不要被那些标签上注有"多种谷类"、"6种谷类"、"用无漂白面粉制造"等字样所误导，这些食品大多是精制谷类食物。

另外，没有标明"全谷类"字样的黑麦和小麦面包同样也是使用精制面粉为原料的。

那么如何挑选正确的全谷食品，避免盲目选择，根据我们的挑选流程进行，能帮助您买到货真价实的全谷食品。

Step 1 选择浅黄色的全谷协会标志

这个标志由全谷协会在2005年启用，其上精确标明了该食品的谷物含量。虽然超过600种食品上印有这个标志，但其并非官方标志也没有被美国食品及药物管理局承认。无论如何，它的确是一个清晰标明了谷物含量的指示物。

Step 2 不要被加强词迷惑

虽然很多面包和饼干的包装上写着含有9种甚至12种谷物，但这并不意味着它们是全谷食物。它们也可能含有大量的去除了纤维和多种营养物的精加工面粉。最好的区分全谷食物的方法是仔细察看食品配料表：如果是全谷食物，在谷物名称前一定会标明"全（whole）"字，如"全黑麦"或"全玉米"。那些仅仅标明是100%小麦面包或在配料表里只注明小麦的面包并不是真正的全谷食物。

Step 3 不要忽视糖类

生产商发现"全谷食物"是一个新的可以提高销售额的噱头，于是在很多食品包装上都注明全谷。但全谷食物和非全谷食物相比仅仅是因为没有去除外壳而拥有更多的营养，这并不代表全谷食物就是绝对不含糖、脂肪和卡路里的健康食物。

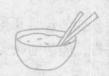

各种谷类种子除形态大小不一外，其结构基本相似，都是由谷皮、胚乳、胚芽三个主要部分组成，分别占谷粒重量的13%～15%、83%～87%和2%～3%。

谷皮

谷皮为谷粒的外壳，主要由纤维素、半纤维素等组成，含较高灰分和脂肪。

糊粉层

糊粉层介于谷皮与胚乳之间，含有较多的磷和丰富的B族维生素及矿物质，有重要营养意义，但在碾磨加工时，易与谷皮同时脱落而混入糠麸中。

胚乳

胚乳是谷类的主要部分，含大量淀粉和一定量的蛋白质。蛋白质靠近胚乳周围部分较高，越向胚乳中心，含量越低。

胚芽

胚芽位于谷粒的一端，富含脂肪、蛋白质、矿物质、B族维生素和维生素E。胚芽质地较软而有韧性，不易粉碎，但在加工时因易与胚乳分离而丢失。

这样吃 全谷 就对了

全谷食物的营养价值

❀ **全谷食物中的5大营养解析**

□**碳水化合物**

全谷中的碳水化合物形式主要为淀粉，含量可达70%以上，淀粉经烹调加热后容易被消化、吸收，是人体最理想又经济的热量来源。

□**蛋白质**

全谷食物蛋白质的含量因品种、气候、地区及加工方法的不同而异，蛋白质含量一般在7.5%～15%的范围。主要由谷蛋白、白蛋白、醇溶蛋白、球蛋白组成。不同全谷食物各种蛋白质所占的比例不同，全谷蛋白质中主要是醇溶蛋白和谷蛋白。

一般全谷种的蛋白质因必须氨基酸组成不平衡，赖氨酸含量少，苏氨酸、色氨酸、苯丙氨酸及蛋氨酸含量偏低而使蛋白质营养价值低于动物性食品，如大米为77，小麦为67，高粱为56，小米为57，玉米为60。

□**脂肪**

全谷食物中的脂肪含量很低，约为1%～2%，主要集中于谷胚和谷皮中。小麦及玉米胚芽含大量油脂，不饱和脂肪酸占80%以上，其中60%为亚油酸，具有降低血液中胆固醇，防止动脉硬化作用，所以胚芽油（加玉米脐子油）是一种营养价值很高的食用油。

□**矿物质**

全谷食物中的矿物质一般含量为1.5%～3.0%，其分布与纤维素一样，主要在谷皮和糊粉层中。矿物质中约有50%～60%是磷，而且这些磷又多以植酸形式与钙、镁结

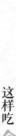

注意啦！

全谷食物中的维生素大部分集中在糊粉层、吸收层和胚芽中。但是如果加工过细或淘洗次数太多可大量丢失。

合成盐而存在，出粉率高的面粉植酸含量高，不利于食物中一些其他元素的吸收，而对全谷食物的合理加工可以提高其营养价值。

□维生素

全谷食物是膳食中B族维生素，尤其是维生素B_1和烟酸的重要来源，全谷食物中的维生素大部分集中在糊粉层、吸收层和胚芽中。但是如果加工过细或淘米次数太多可大量丢失。

❀ 全谷中的营养健康因子

全谷物几乎含有影响人体健康的所有营养素，除了蛋白质和淀粉外，其他的营养健康因子主要存在于其胚芽和皮层中，下面对其中部分营养素及其生物活性做简单介绍。

□维生素

维生素E是一种脂溶性维生素，是最主要的抗氧化剂之一，可以改善动物和人体内的各种氧化应激参数。最近的研究表明维生素E预处理引起的氧化应激可以保护大鼠免受肝致癌物质的影响，给肥胖大鼠喂食含有维生素E的食物小麦胚芽、小麦胚芽油或早餐麦片，全谷物玉米素E的生物利用率相当令人满意。黑麦中含有丰富的维生素E，而小麦、大麦、燕麦、小米、高粱和

注意啦！

与小麦、大米相比，黑麦和玉米中的叶酸含量较高。

荞麦维生素E含量相对较少。维生素E主要分布在谷物的胚芽中，每100克小麦胚芽含维生素E大约25毫克。谷物皮层中含有丰富的B族维生素。烟酸和其他水溶性B族维生素如维生素B_1、维生素B_2、叶酸、泛酸作酸构成了糊粉层维生素的主要成分，以酯质复合物存在于糊粉层中，对其进行简单的预处理能够切断与烟酸连接的酯键，可以提高烟酸利用率，尽管如此，烟酸及其复合物仍然具有较强的抗氧化性。叶酸能够有效降低血浆中同型半胱氨酸的浓度，减少同型半胱氨酸血症引起的心血管

疾病，与小麦、大米相比，黑麦和玉米中的叶酸含量较高。

□木酚素

木酚素也是全谷物的主要组成部分，占皮层重量的3%~7%，由4种醇单体（对香豆醇、松柏醇、S-羟基松柏醇、芥子醇）形成的一种复杂酚类聚合物。

由于其具有雌激素样生理效应，也成为一个重要的膳食组成部分。木酚素能够在哺乳动物细胞中结合雌激素受体，摄入含有木酚素的膳食有助于降低乳腺癌和前列腺癌的发病风险，也可能减少冠心病的危险性。

最近在黑麦麸皮中发现了高浓度的左旋落叶松脂醇、右旋异落叶松树脂酚、松脂醇、消旋-丁香树脂酚等木酚素，而小麦中的木酚素却主要集中在糊粉，有研究指出糊粉层中的开环异落叶松树脂酚和马台树脂醇值是全麦淀粉的是胚乳淀粉的40倍，更重要的是，开环异落叶松树脂酚和马台树脂醇值只占小麦麸皮总木酚素含量的5%，其他的如丁香脂素则更加丰富，小麦麸皮，尤其

是糊粉层，是小麦中木酚素的主要来源。

木酚素也是有效的抗氧化剂。长期以来，人们一直认为木酚素在消化道内没有生物活性。然而，它们的多酚结构赋予了其潜在的抗氧化能力，研究表明大鼠可以代谢木酚素在肠道内生成哺乳类动物木脂素。喂食年轻大鼠木酚素开环异落叶松树脂酚二葡萄糖苷表明，木酚素代谢产物肠二醇和肠内酯有很好的抗氧化效果。

□类胡萝卜素

全谷物中的类胡萝卜素主要是指叶黄素、玉米黄质、β-隐黄素，α-胡萝卜素和β-胡萝卜素，这些物质在谷物生长过程中主要是提供颜色并保护谷物机体减少内部的氧化损伤。所研究的全谷物中，玉米的类胡萝卜素含量相对较高，其中，叶黄素和玉米黄质含量最高，而小麦中则含有更多的叶黄素。

□酚酸

谷物是酚酸类物质的重要原料，谷物种类不同，酚酸的含

量也不同，其中玉米中酚酸含量较高，大米、黑麦中含量相对较少。谷物中的酚酸以游离和结合两种形式存在，其中绝大部分以结合的形式存在。

注意啦！

玉米中酚酸含量较高，大米、黑麦中含量相对较少。

□ 植物甾醇

传统理论认为，植物甾醇主要存在于大豆油、菜籽油、葵花籽油等植物油中，而最近的证据表明，小麦和其他谷物的皮层中也含有大量的植物甾醇，小麦糊粉层中的总甾醇水平比其他谷物皮层或全麦粉要高出很多，而全籽粒黑麦中的甾醇含量可以达中1毫克／克以上。美国食品和药品管理局指出，每天摄入1.3～3.4克植物甾醇，可以有效降低血清胆固醇和结肠癌患病率。

看 这里：全谷食物巧搭配营养更均衡

中国主食大多以大米、面粉等精白米面为主，除此，大麦、小麦、玉米、燕麦、小米、荞麦和高粱等都可以作为主食。全谷类食物既有利于肠道菌群改善，提供充足能量，还可避免摄入含脂肪较高的动物性食物，对高血压、心脏病、糖尿病等慢性疾病具有预防作用。但全谷类食物蛋白质价值较动物蛋白质低，所以也要讲究"食物多样，谷类为主，粗细搭配"。例如，燕麦通常被人们用来泡在牛奶中食用，其实偶尔用燕麦做一做八宝饭，更能起到美容养颜、延缓衰老的作用。而且燕麦是中老年心脑血管疾病患者的最佳保健食品，具有降血脂、降低胆固醇的作用。高粱米，不一定煮粥，高粱米还比较适合做一种叫高粱粑的点心，就是把高粱米磨成粉后加入泡打粉、白糖、鸡蛋和适量水调到黏稠，揉成面团，按平蒸熟，下油锅稍炸，撒上芝麻即可。但是消化不好的人就不要过多食用了，以免消化不良。

这样吃 全谷 就对了

少吃白米白面，按照自己的喜好和胃肠接受程度，选择以上所说的各种食材进行搭配，都有利于提高营养素的供应量，预防慢性疾病，延缓衰老进程。按现有的研究证据，全谷的好处多多，每天要吃大约50克才能得到，吃得越多，好处越明显。

帮助人们控制体重

食用大量的全谷类食物比精制谷物更易保持体重不增加。一项研究发现，食用最多量麦麸、粗粮、黑面包、爆玉米花和其他全谷物的女性比喜爱食用油炸圈饼和精面包的女性体重增加的概率低49%。在一项为期12年的研究中发现，食用高纤维素含量食物的中年人比食用精加工食物的中年人体重增加慢。

能更好地控制血糖

人们对全谷杂粮的恐惧主要在于口感粗。其实，对于糖尿病患者来说，精白细软的口感不利于血糖控制，燕麦粒的弹性，以及杂豆皮层略需咀嚼的口感，对于控制餐后血糖上升都是有帮助的。

越是精白细软的主食，升高血糖越猛烈。与精加工谷类相比，全谷类食物的最主要功效之一是控制血糖飙升，因为吃全谷豆类需要咀嚼，消化速度慢，餐后血糖就比较低，能减少胰岛素的需要量。从而降低患糖尿病的风险，女性每天食用2～3份全谷类食物可降低患糖尿病风险30%。对糖尿病前期患者或高危人群而言，食用全谷类食物具有良好的预防功效。糖尿病人宜选择各种杂粮豆、燕麦、大麦、糙米等混合制作的主食，餐后血糖就会容易控制，也不用担心出现饥饿和低血糖的情况。

注意啦！

与精加工谷类相比，全谷类食物的最主要功效之一是控制血糖飙升，因为吃全谷豆类需要咀嚼，消化速度慢，餐后血糖就比较低，能减少胰岛素的需要量。

这样吃 全谷 就对了

✿ 降低胆固醇

全谷类食物不仅可以防止人体吸收"坏胆固醇"，还可降低甘油三酯，这两者均是心脏病的主要致因。一项研究发现，每天食用2～3份全谷类食物的女性比每周食用不足一份者患心脏病或死于心脏病的概率低30%。任何形式的全谷类食物，包括全麦面包、燕麦、粗粮、大麦、玉米、荞麦、黑麦、藜麦和小米，均可给心脏带来益处。

✿ 抑制脂肪合成，助于减肥

食用全谷类食物即便不会使你降低体重，也有助于减少体内脂肪总量，促使脂肪的分布更加有益健康。尤其是食用全谷类食物可使你腹部脂肪减少，从而降低患糖尿病和其他疾病的风险。

> **注意啦！**
>
> 吃全谷杂粮不容易饮食过量，而且餐后血糖上升缓慢，胰岛素需求量小，有利于抑制脂肪的合成。

研究证明，日常吃全谷最多的人，随着年龄增长而发胖的概率比较小，而吃精白米、精白面的人，中年发福概率非常大。吃全谷杂粮不容易饮食过量，而且餐后血糖上升缓慢，胰岛素需求量小，有利于抑制脂肪的合成。

✿ 肠道健康的"助推器"

全谷类食物中所含纤维素可促使直肠正常蠕动，抗御憩室炎（消化道黏膜中的一种腔室所发生的炎症），防止炎症、便秘、腹泻和腹部疼痛的发生。全谷类食物中所含的乳酸可促使大肠中的"好细菌"生成。这些机制均有利消化，促进营养更好地吸收，甚至增强免疫力。

✿ 增加营养供应

同等重量、同样能量的情况，全谷可提供相当于白米3倍以上的维生素B$_1$、维生素B$_2$和钾、镁等矿物质。比如说，精白面粉和全麦粒相比，维生素B$_1$含量只有全麦的1/4。又比如说，大米和小米相比，钾和铁的含量只有小米的1/5。

所以，吃粗粮（全谷）能让人们在吃饱的前提下得到更多的营养素。胃肠不好的人千万不要因为粗粮"粗糙"的外表而拒绝吃粗粮，只要选择好种类，不但不会增加消化系统的负担，反而可以帮助吸收更多的营养素。比如小米、大黄米、高粱米、糙米、莲子等，煮粥吃很容易消化吸收。

✤ 提供钙质

尽管全谷类食物一般称不上钙质的最佳来源，但埃塞俄比亚生长的粮食作物——画眉草，却能够供给人体一些钙质。一杯煮熟的画眉草含有123毫克的钙质，与半杯煮熟的菠菜相等。

✤ 提供维生素C

全谷类食物也非维生素C的最佳来源，但生长于墨西哥和秘鲁的以苋属植物而著称的全谷类食物却可供给每日推荐量的维生素C。

这一植物类谷物还含有较高成分的其他维生素和包括铁在内的矿物质以及许多蛋白质，使人保持较长时间的饱腹感。

✤ 提供优质B族维生素

全谷类食物是包括维生素B$_1$、维生素B$_2$和烟酸在内的B族维生素的优质来源。这些物质均可加速新陈代谢。另一种B族维生素——叶酸有助于人体形成红细胞，这是防止婴儿出生缺陷的关键所在。

✤ 供给人体必需的矿物质

全谷类食物是人体保持健康所需矿物质的优质来源。这些矿物质中的铁，可将氧输送至全身各处，有助于防止贫血；镁可构造骨骼；硒可抗氧化；锌则可使免疫系统处于防御状态。

摄入更多的防病保健成分

全谷杂粮中不仅含有较多的膳食纤维和多种维生素，还含有更多的抗氧化物质。表皮红色、紫色、黑色的杂粮是花青素的好来源，而黄色的全谷杂粮含有类胡萝卜素，大麦和燕麦中还有丰富的β–葡聚糖。这些物质各有健康益处，例如，有利于预防癌症、有利于预防冠心病、帮助控制餐后血糖和血胆固醇、延缓眼睛衰老等。

有助降低患肠癌风险

人们都知道全谷杂粮中纤维素多，而且总膳食纤维多。在同等重量下，可以提供更多的膳食纤维和抗性淀粉，它们不仅能帮助清肠通便，对便秘的人很有帮助，并且在大肠中能够促进有益菌的增殖，改善肠道微生态环境，有助于降低患肠癌的风险。

有助于增强饱腹感

杂粮豆粥吃一碗很饱，很长时间不饿。而同样能量的白米、面包等吃起来速度快，饱腹感差，很容易感觉到饿，结果是不自觉地让身体摄入更多的热量。要想长期减肥，就需要控制膳食能量，同时维生素、矿物质等营养素一样都不能少，也不能感觉明显饥饿。

有效预防饭后困倦

很多人有这样的体会，午餐吃了白米饭加红烧肉之类的盖饭、盒饭之后，感觉身体特别慵懒，脑子变得很慢，甚至困倦想睡。你可能会奇怪，觉得饭菜并不油腻，消化也不难，为什么吃完之后仍感觉疲倦？这是因为，大量精白细软的主食，会造成血糖快速被吸收入血，胰岛素水平快速升高，而胰岛素水平高可能也是人体餐后困倦状态的原因之一。

❧ 保障体力和思维能力

B族维生素对于神经系统的高效工作和充沛体能都非常重要，特别是维生素B_1。瘦猪肉富含维生素B_1，但它同时含有较多饱和脂肪和胆固醇，每天只能少量食用；因为害怕发胖，很多女性不敢多吃主食和肉类；因为害怕血糖和血脂升高，很多糖尿病患者也不敢吃主食和肉类，这就会大大减少维生素B_1的摄取。所以，在膳食当中，维生素B_1的最实用来源就是全谷、豆类和薯类。常吃杂粮的人精力充沛，不容易疲劳。

❧ 帮助平衡激素水平

研究发现，偏胖的女性更容易患乳腺增生。而平日吃全谷杂粮较多的女性，在同样条件下体脂肪含量较低，对预防以上疾病有益。同时，吃全谷杂粮获得更多膳食纤维，也有利于减少膳食中胆固醇的利用率，避免雌激素等固醇类激素水平过高。一些轻度乳腺增生和经前期乳房胀痛严重的女性，在改吃全谷杂粮并增加运动之后，往往可以减轻甚至消除症状，逆转增生趋势。

注意啦！

吃全谷杂粮获得更多膳食纤维，也有利于减少膳食中胆固醇的利用率，避免雌激素等固醇类激素水平过高。

❧ 帮助改善皮肤质量

以全谷杂粮为主食，一方面获得膳食纤维，使肠道排泄通畅，另一方面能够平衡性激素水平，同时还能提供丰富的B族维生素，从而减少面部皮肤过多出油、生痘、开裂、脂溢性皮炎等情况，使皮肤逐渐变得光洁平滑。

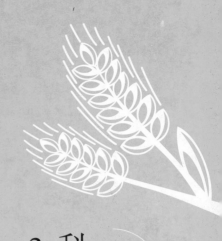

第二章

科学加工、合理烹调、有效储存，
3步提升全谷的营养价值

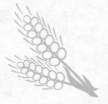

谷物制粉

谷物制粉是把原粮脱去颖壳，除去颖果的皮层和胚，得到较纯的整粒或粗粒胚乳，即粒状成品粮，如白米、高粱米、粟米和玉米糁。碾米一般都采用干法机械加工，但有的需在碾米过程中采用水热处理和溶剂浸提工序。制粉多数是干法机械加工，把原粮颖果破碎，从皮层上剥刮胚乳粗粒，再逐道研磨成粉，如小麦粉、黑麦粉、玉米粉；有的把粒状成品粮直接粉碎、筛理成粉，如米粉、高粱米粉。湿法加工是把原粮或粒状成品粮浸泡吸水软化后，再磨碎提取浆状胚乳，经提纯、干燥成粉，如水磨米粉、玉米淀粉、小麦淀粉。

热加工与非热加工

热加工就是在生产过程中采用加热，如蒸煮、油炸、焙烤等加工工艺。

食品"非热加工"与传统的"热加工"相比，具有杀菌温度低、更好保持食品原有的色香味品质等特点，特别是对热敏性食品的功能性及营养成分具有很好的保护作用，同时，非热加工还对环境污染小、加工能耗与污染排放少。因此，非热加工技术在食品产业中的应用已成为国际食品加工业的新增长点和推动力。

营养强化

营养强化的主要目的就是改善天然食物中营养素的不平衡，以满足人体的需要。

营养强化是新兴的产业，特别是随着人民健康意识的提高，国家政策支持，食品强化在完善膳食结构，保障人类健康方面将发

注意啦！

营养强化的主要目的就是改善天然食物中营养素的不平衡，以满足人体的需要。

挥越来越大的作用，营养强化食品需要严格规范，明确剂量，科学管理，合理食用，保证膳食摄入的营养素加上通过强化食品摄入的营养素不应长期超过可耐受最高摄入量，才会在促进人类健康方面起到应有的作用，要提醒和告诫广大消费者，缺乏不等于可以滥补，需要不等于越多越好，一定要注意适量。

看 这里：食物营养强化应遵守如下几个原则

○载体食物的消费覆盖越大越好（特别是营养素缺乏最普遍的农村和贫困人群），而且这种食物应该是能工业化生产的。
○强化的营养素和强化工艺应该是成本低和技术简便。
○在强化过程中，不改变食物原有感官性状。
○在进一步烹调加工中营养素不发生明显损失。
○载体食物的消费量应比较稳定，以便能比较准确地计算营养素添加量，同时能避免由于大量摄入而发生过量。

其他加工工艺

□玉米加工

干法：干法加工的过程一般是除杂、调节水分、脱皮、破糁脱胚、提糁提胚、磨粉，分别得到玉米糁、玉米面和玉米胚。

湿法：湿法加工的过程是清理、浸泡、磨碎、分离、精制、脱水和干燥等，使玉米籽粒中的纤维素、油脂、蛋白质等非淀粉物质分离开，得到洁白粉末状的淀粉。

□小麦加工

小麦加工是将小麦除去杂质，经搭配、调节水分、破碎、剥刮胚乳、分级提纯、研磨筛理，生产出含麸屑甚少的各级小麦粉的过程。

□稻谷加工

稻谷加工是将稻谷除去杂质，脱去稻壳，提取糙米，碾去糙米糠层（皮层），生产出含碎米最少和含杂质最少的分级白米的过程。

谷物食品的烹调有讲究

提倡谷类食物混合吃

饮食最讲究的就是多样性，谷类食物也不例外，因为它们富含的营养成分各不相同，例如在谷类蛋白质必需氨基酸含量中，赖氨酸的含量较低，尤其是小米和小麦中赖氨酸最少。玉米中缺乏赖氨酸和色氨酸，而小米中色氨酸较多。因此，把多种粮食混合食用，可以起到蛋白质的互补作用，能提高谷类蛋白质的营养价值。

粗粮细粮搭配吃

现在我们更多的是选择细粮，而往往忽视了粗粮的价值，也就是全谷食物的价值，全谷食物中富含的维生素、膳食纤维能更好的维持身体均衡。那些经过加工后的细粮往往损失了大部分的维生素和纤维，尤其是面粉，加工得越白去掉的谷胚和麸皮越多，营养素损失也越多。损失掉的谷胚和麸皮还使面粉中的纤维素大量地减少，使得面粉制品的血糖指数升高，对维持正常血糖有不利的影响。有些不规范的面粉加工厂为了使加工的面粉显得很白，不是多磨几次面而是往面粉中添加过量的增白剂，这还增加了不安全因素。因此，选择粮食，我们应逐渐选择半加工的粮食，而不是精细粮食。

看这里：烹调谷物食物应注意两点

一是为了提高膳食中谷类的营养价值，可采取多种粮食混合食用，如谷类与豆类和薯类混合食用。二是为了减少谷类B族维生素和矿物质丢失，粮食碾磨和加工不可过度精细。大家也不要认为面粉制品越白越好。标准粉中维生素B_1的含量是富强粉的2.5倍，维生素B_2是3.5倍，膳食纤维是1.5倍，维生素E是5.6倍，磷和锌是2倍。

谷物中富含碳水化合物，还含有蛋白质、脂肪、纤维素、矿物质及维生素。这些丰富的营养物质也为微生物、有害昆虫等提供了生长、繁殖的物质基础。当储藏条件不良时，就可能造成粮食变质、带毒，从而严重影响粮食的安全性。另外，在生产、加工及储藏时不合理使用化学药剂导致化学品残留，也是影响粮食安全性的一个重要方面。

❧ 对谷物粮食有侵害的物质

□微生物

粮食上的微生物主要有细菌、酵母菌和霉菌三类。其中霉菌是对粮食危害最严重的微生物类型。

□有害昆虫

食品害虫种类繁多，抵抗力强，可蛀食、剥食、侵食及缀食粮食，使粮食品质、营养价值和加工性能降低；同时，有害昆虫遗留分泌物、虫尸、粪便等，使食品更易污染，造成食品数量损失和严重危害人体健康。

□化学药物残留

为了防治有害微生物、昆虫等对粮食品质、安全性的破坏，常使用一些熏蒸剂，如磷化铝等。有些农户由于缺乏科学储藏知识，甚至直接在粮食上使用高毒、高残留农药，引起粮食安全性问题。

□水与温度

水分与温度是粮食呼吸作用的主要因素，在水分含量底时，温度对呼吸的影响小；当水分增高，温度所引起的呼吸变化非常大。如果处理不好二者关系，很容易造成对粮食的侵害。

控制粮食水分和储藏条件

造成粮食储藏期间变质的主要因素是霉菌、昆虫等。在储藏期间水分含量过高，粮食的呼吸代谢活动就会增强而发热，而霉菌、有害昆虫也容易生长繁殖，造成粮食的霉变和腐败变质。因此，应将收获的粮食晒干扬净后再进行储藏，一方面干净的粮食黏附的微生物少，而且还能够将粮食的水分含量控制在安全水分线以下。一般粮谷安全水分含量为12%～14%，豆类10%～13%。另外，储藏温度和湿度过高也是增加粮食发霉和变质的危险性因素，所以还应隔离潮气，防止粮食返潮。注意通风，尽量降低储藏的温度和湿度。

做好检查工作

加强检查，特别是粮温和水分的变化，可用眼看、鼻闻、口尝、手捏等办法，检查粮食的色泽、气味及粮食的硬度，发现问题，及时处理，减少损失。

防止农药残留污染，合理使用防治药物

对熏蒸剂的使用，要从药品源头、使用方法和粮食处理后药剂残留扩散时间上把关，禁止在粮食上直接使用高毒、高残留农药，严格控制残留量。

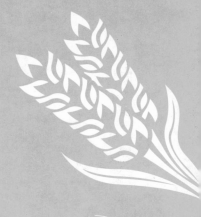

第三章

就在我们身边的全谷及其食品

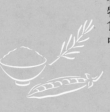

5 步透析粳米

粳米

性平，味甘淡；归脾、胃经

Step 1

粳米又称大米、硬米。是稻米中谷粒较短圆、黏性较强、涨性小的品种。

Step 2

粳米是我国南方人民的主食，含有大量碳水化合物，约占79%，是热量的主要来源。粳米中的蛋白质虽然只占7%，但因食用量很大，所以仍然是蛋白质的重要来源。粳米所含人体必需氨基酸也比较全面，还含有脂肪、钙、磷、铁及B族维生素等多种营养成分。

Step 3

一般人群均可食用，主要适宜一切体虚之人、高热之人、久病初愈、妇女产后、老年人、婴幼儿消化力减弱者；糖尿病患者不宜多食。

Step 4

能补脾胃、养五脏，壮筋骨，通血脉，益精强志，润颜。

Step 5

"粳米不可同马肉食，发瘤疾。不可和苍耳食，令人卒心痛。"粳米+梅头肉：具有益气补肺之功效

粳米应该这样吃

●挑选：优质粳米颗粒整齐，富有光泽，比较干燥，无米虫，无沙粒，米灰极少，碎米极少，闻之有股清香味，无霉变味。质量差的粳米，颜色发暗，碎米多，米灰重，潮湿而有霉味。用粳型非糯性稻谷制成的米，米粒一般呈椭圆形。黏性大，涨性小，出饭率低，蒸出的米饭较黏稠。按其粒质和粳稻收获季节分为以下两种：早粳米腹白较大，硬质颗粒较少；晚粳米腹白较小，硬质颗粒较多。

●储存：储存在阴凉干燥处。

最佳食用方法

1.粳米做成粥更易于消化吸收，但制作米粥时千万不要放碱，因为米是人体维生素B_1的重要来源，碱能破坏米中的维生素B_1，会导致B_1缺乏，出现"脚气病"。

2.制作米饭时一定要"蒸"，不要"捞"，捞饭会损失大量维生素。

膳食推荐

粳米百合粥

材料/粳米100克，百合50克，白糖适量。

做法/

1.鲜百合（或干百合30克）洗净、去皮，或是将干百合磨成粉，备用。

2.粳米淘洗干净，入锅内，加清水6杯，先置大火上煮沸，再用小火煮至粥将成。

3.加入百合或干百合粉，继续煮至粥成，再加入糖调匀，待糖溶化即可食用。

小 食材 大 功效

健脾润肺。

薏米粳米粥

材料/薏米50克，粳米100克。

做法/

1.将薏米洗净，研成细粉。

2.将粳米洗净，放入铝锅内，加水适量，置大火上烧沸。

3.改用小火熬煮至熟。

4.加入薏米粉末烧沸即成。

小 食材 大 功效

健脾利湿。

冰糖米粥

材料/粳米100克，牛奶250毫升，冰糖适量。

做法/

1.粳米下锅，用大火烧开，小火熬1小时。

2.粥已经黏稠快要熬好时加入牛奶，搅拌均匀。

3.出锅盛碗，加入冰糖。

小 食材 大 功效

润肺止咳，养心安神。

益智米粥

材料/粳米50克，益智仁5克。

做法/

1.首先将益智仁研成粉末。

2.将粳米淘洗干净放入砂锅中加入清水，先用大火煮沸，再转用小火熬成粥品。

3.最后加入益智仁粉末，稍煮片刻即可。

小 食材 大 功效

此粥适合于肾虚遗尿、腹中冷痛等症状。

枸杞米粥

材料/粳米100克，枸杞20克，白砂糖15克。

做法/

1.将粳米淘洗干净，用冷水浸泡半小时，捞出，沥干水分。

2.枸杞用温水泡至回软。

3.将枸杞、粳米加水，先用大火煮沸，再改用小火熬煮，煮至粳米熟软，加入白糖调味，稍煮片刻即成。

小 食材 大 功效

养胃明目。

5 步透析糯米

Step 1

糯米又叫江米，为禾本科植物稻（糯稻）的去壳种仁。

Step 2

糯米是一种营养价值很高的谷物，现代科学研究表明，糯米含有蛋白质、脂肪、糖类、钙、磷、铁、维生素B淀粉等。含钙高，有很好的补骨健齿的作用。

Step 3

一般人群均可食用。适宜体虚自汗、盗汗、多汗、血虚、头晕眼花、脾虚腹泻之人食用；适宜肺结核、神经衰弱、病后产后之人食用。凡湿热痰火偏盛之人忌食；发热、咳嗽痰黄、黄疸、腹胀之人忌食；糖尿病患者、脾胃虚弱者、老人、小孩、病人慎食。

Step 4

具有补中益气，健脾养胃，止虚汗之功效。

Step 5

❌ 糯米+鸡胸脯肉：引起胃肠不适

❌ 糯米+鸡翅：引起胃肠不适

✅ 糯米+红豆：改善脾虚、腹泻和水肿

【性味归经】

味甘，性温；入脾、胃、肺经

糯米

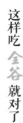

糯米应该这样吃

●挑选：应选择米粒较大且饱满，颗粒均匀，颜色白皙，有米香，无杂质者佳。如果碎粒很多，颜色发暗，混有杂质，没有糯米特有的清香味，则表明糯米存放的时间过久，不宜选购。

●储存：可放在干燥、密封效果好的容器内，并且要置于阴凉处保存即可。另外，可以在盛有糯米的容器内放几瓣大蒜，可防止糯米因久存而生虫。

🍴 最佳食用方法

1.在蒸煮糯米前要先浸两个小时。煮过头的糯米就失去了糯米的香气原味，时间不够久糯米口感便会过于生硬。

2.糯米食品宜加热后食用；宜煮稀薄粥服食，不仅营养滋补，且极易消化吸收，养胃气。

🍚 膳食推荐

乌糯饭

材料/优质糯米1.5千克，乌饭叶150克。

做法/

1.乌饭叶洗净后加水煮30分钟，除去叶、渣，取其汁备用。

2.然后将糯米用乌饭叶汁浸泡4小时，待米色变黑时即可用于蒸饭或焖饭。

小 食材 **大** 功效

久食可健身明目。

赤豆糯米饭

材料/糯米，红豆各适量。

做法/

1.红豆放入沸水锅内，与水的比约为1：5。煮至八成熟时捞出。

2.另将糯米淘净后，用煮过红豆的汤浸泡一夜。第二天，把糯米和红豆搅拌均匀后，上笼屉蒸大约40分钟，即可食用。

小 食材 **大** 功效

增食欲、强身体。

糯米饭

材料/糯米、大米、西红柿、蘑菇、腊肠、花生各适量。

调料/盐、香油、酱油、姜丝、蒜片各适量。

做法/

1.糯米用凉水泡三小时以上，下入大米，和糯米比例为1∶3，西红柿切小粒，蘑菇和腊肠切片。

2.将所有的原材料放入电饭煲里，加入少许盐，香油、酱油和姜丝、蒜片跟米充分搅拌（也可适当的放入些耐煮的蔬菜，如西蓝花等）。

小 食材 大 功效

健脾止泻、补中益气。

香菇糯米鸡饭

材料/鸡1/2只，糯米250克，干香菇7朵，盐、白糖、胡椒粉、姜、香菜、蚝油各适量。

做法/

1.香菇提前泡发，切成丝备用。

2.鸡块收拾干净，沥干水分，加入姜丝、盐、胡椒粉、白糖、蚝油等，再加入香菇丝一起拌匀入味，备用。

3.糯米淘洗干净，事先泡发一下，加入比平时煮饭少一半量的水，用电饭煲煮饭。

4.电饭煲还没跳时，但是煮开了后，加入腌好的香菇鸡块，盖上盖焖煮，熟时拌匀，加入香菜即可食用。

牛奶红豆糯米糍

材料/糯米粉1杯，牛奶1/2杯，水3/4杯，红豆沙、椰蓉、芝麻各适量。

做法/

1.糯米粉加入开水、牛奶、色拉油搅拌均匀，揉成团。

2.像包汤圆那样将红豆沙包入糯米面皮中。

3.蒸笼上气后蒸10分钟。

4.取出趁热滚上椰蓉或芝麻。

5.冷食热食均可，也可按照自己的口味将牛奶换成果汁或者奶茶等，馅料也可换用绿豆沙、花生酱等。

小 食材 大 功效

健脾利湿。

小麦

Step 1

小麦为禾本科植物小麦的种子或其面粉。

Step 2

小麦的主要成分是碳水化合物、脂肪、蛋白质、粗纤维、钙、磷、钾、维生素B_1、维生素B_2及烟酸等，还有一种尿囊素的成分。此外，小麦胚芽里还富含食物纤维和维生素E，少量的精氨酸、淀粉酶、谷甾醇、卵磷脂和蛋白分解酶。

Step 3

适宜心血不足的失眠多梦、心悸不安、多呵欠、喜悲伤欲哭，古称妇人脏燥（癔病）者食用；患有脚气病、末梢神经炎者宜食小麦；体虚自汗、盗汗、多汗者，宜食浮小麦；也适宜妇人回乳时食用。

Step 4

养心除烦，健脾益肾，除热止渴

Step 5

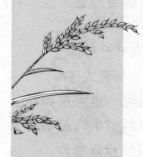

❌ 小麦+枇杷：导致腹痛

✅ 小麦+玉米：提高蛋白质的吸收

小麦应该这样吃

● 挑选：小麦粉正常的色泽为白中略带浅黄色，不正常的小麦粉为灰白色或青灰色。散装小麦粉选购时用手握紧成团，久而不散的小麦粉含有水分较高，不易储存。正常小麦粉应无酸、霉等异味。取少量入口品尝应无牙碜的感觉。忌选择颜色特别白的小麦粉。

● 储存：放在阴凉通风处即可。

最佳食用方法

1.小麦可煎汤，煮粥，或制成面食常服；也可炮制研末外敷，治痈肿、外伤及烫伤。

2.存放时间适当长些的面粉比新磨的面粉的品质好，民间有"麦吃陈，米吃新"的说法；面粉与大米搭配着吃最好。

3.对妇人脏燥者，小麦宜与大枣、甘草同食；对自汗、盗汗者，小麦宜与大枣、黄芪同食。漂浮水面的干瘪小麦称浮小麦，止汗力更好。

膳食推荐

小麦绿豆粥

材料/小麦100克，绿豆50克。

做法/

1.先把小麦、绿豆备好，浸泡半小时以上。然后倒入锅内。

2.大火煮沸约半小时再转小火煮10分钟后熄火。

小 食材 大 功效

这款粥有助于消暑，利尿。

五谷粥

材料/小麦100克，红豆、玉米粒、粳米、小米各20克。

做法/

1.以上食材浸泡半小时以上，倒入锅内，用大火煮沸约1小时。

2.再转小火煮10分钟后熄火，可以根据个人口味加些白糖。

小 食材 大 功效

滋补身体，促进消化。

小麦玉米豆浆

材料/玉米1根，小麦100克，黄豆50克，冰糖适量。

做法/

1.玉米洗干净，剥粒；黄豆洗干净，提前一个晚上泡好；小麦洗干净，泡2小时。

2.把泡好的材料用清水冲洗一下，和玉米粒一起放入食物料理机中。加入适量清水，搅拌成玉米小麦豆浆。

3.加入冰糖，边煮边搅拌，煮至大滚后转中火继续煮3分钟左右。

小 食材 大 功效

用小麦和玉米煮的豆浆有益气清热的功效。

小麦粳米饭

材料/小麦100克，粳米120克。

做法/

1.先把以上食材备好，浸泡半小时以上。然后倒入锅内，加入适量的水。

2.用电压力锅蒸米饭，按煮饭键，等待米饭熟后即可。

小 食材 大 功效

可补充身体所需能量，增加饱腹感。

红薯小麦粥

材料/小麦100克，花生50克，红薯500克。

做法/

1.先把小麦、花生，浸泡半小时以上，然后倒入压力锅内。

2.再把红薯洗净，去皮，切成块加入锅中。大火煮沸约半小时再转小火煮10分钟后熄火。

3.待压力锅汽排完之后打开锅盖即可食用。

小 食材 大 功效

此粥适合吃多油腻食物之后食用，无论当早餐或主食都不错。

小麦地瓜饼

材料/地瓜（红薯）、小麦粉、玉米面、适量水。

做法/

1.蒸熟的地瓜去皮，碾成泥；加等量的小麦粉和玉米面，加点温水搅拌均匀。

2.把面团直接分成均匀的6个面剂；把面剂擀成薄饼状。

3.锅内放油，锅热后转小火，反正面烙制，待饼的颜色变成金黄即可出锅。

这样吃 全谷 就对了

5 步透析大麦

Step 1

大麦又名元麦、饭麦、赤膊麦、裸大麦。大麦属禾本科植物，是一种主要的粮食和饲料作物，是中国古老粮种之一，已有几千年的种植历史。

Step 2

大麦，具坚果香味，碳水化合物含量较高，蛋白质、钙、磷含量中等，含少量B族维生素。

Step 3

一般人群均可食用。适宜胃气虚弱、消化不良者食用；凡肝病、食欲不振、伤食后胃满腹胀者、妇女回乳时乳房胀痛者宜食大麦芽。大麦芽不可久食，尤其是怀孕期间和哺乳期间的女性忌食，否则会减少乳汁分泌。

Step 4

大麦具有益气、宽中、化食、回乳之功效，有助消化、平胃止渴、除热等作用。大麦蛋白质中赖氨酸含量和生物价偏低。

Step 5

- ✅ 大麦+红枣：安神健脾
- ✅ 大麦+蔬菜：清热疏肝

大麦

【性味归经】

性凉，味甘、咸；归脾、胃经

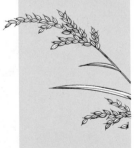

这样吃 全谷 就对了

大麦应该这样吃

● 挑选：颗粒饱满，无虫蛀者为佳。

● 储存：放在通风阴凉处，防霉防蛀。

🍴 最佳食用方法

1.大麦磨成粗粉粒称为大麦糁子，可作粥、饭。

2.大麦磨成粉称为大麦面，可制作饼、馍。

3.大麦制作麦片，作麦片粥或掺入一部分糯米粉作麦片糕。

4.食用时先制成粉，再经烘炒深加工制成糌粑，是西藏人民的主要食物。

⋯⋯⋯⋯⋯ ⋙ 膳食推荐 ⋘ ⋯⋯⋯⋯⋯

时蔬大麦牛肉粒

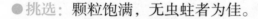

材料/牛里脊肉250克，大麦50克，耗油、料酒各5克，胡萝卜、芹菜、葱末、盐、淀粉、生抽各适量。

做法/

1.大麦米洗净，浸泡约2小时后，煮熟后捞出沥干水分备用。

2.牛肉洗净用厨房用纸蘸去水分，之后切成小丁。

3.在牛肉丁中倒入1小勺料酒、1小勺生抽和1小勺淀粉拌匀，腌制30分钟。胡萝卜和芹菜分别去皮洗净切丁备用。

4.锅热后倒入2勺油。放入葱末，爆出香味后放入腌好的牛肉丁，牛肉丁外表变色后放入胡萝卜丁翻炒。翻炒3分钟后将煮熟的大麦粒放入锅中继续翻炒。

5.在锅中加入一勺生抽、一小勺耗油调味，之后放入芹菜丁翻炒，出锅前加入一点盐调味就可以享用了。

小 食材 大 功效

养肝明目，清热疏肝。

红枣大麦茶

材料/红枣、大麦茶各适量。

做法/

1. 将红枣洗净，去核。
2. 将红枣和大麦茶一同放入杯中，加开水当茶饮。

（小）食材（大）功效

补脾安神。

大麦蜂蜜茶

材料/大麦茶、蜂蜜各适量。

做法/ 将大麦放入锅中，加水适量，煮至沸腾，加入蜂蜜调匀，出锅即成。

（小）食材（大）功效

健身排毒。

南瓜花生粥

材料/南瓜、花生米、大麦、大米各适量。

做法/

1. 南瓜去皮去瓤切小块，鲜花生米切碎，大米、大麦洗净。
2. 锅内放足量水，放入南瓜与花生米、大米、大麦。
3. 大火烧开后转小火煮20分钟，煮熟即可。

（小）食材（大）功效

排除宿便。

看 这里：大麦制作的大麦茶

　　大麦茶是中国、日本、韩国等民间广泛流传的一种传统清凉饮料，把大麦炒制成焦黄，食用前，只需要用热水冲泡2～3分钟就可浸出浓郁的香茶。大麦茶是将大麦炒制后再经过煮沸而得，闻之有一股浓浓的麦香，喝大麦茶不但能开胃，还可以助消化，还有减肥的作用。但是胃肠不好的人，空腹的时候最好不要喝大麦茶。

5 步透析玉米

玉米

Step 1

玉米又名玉蜀黍、包谷、苞米、棒子。粤语称为粟米，闽南语称作番麦。是一年生禾本科草本植物，是重要的粮食作物和重要的饲料来源，也是全世界总产量最高的粮食作物。

Step 2

玉米素有长寿食品的美称，含有丰富的蛋白质、脂肪、维生素、微量元素、纤维素及多糖等，具有开发高营养、高生物学功能食品的巨大潜力。

Step 3

一般人群均可食用。尤适宜便秘、高血压、动脉硬化患者。腹胀、尿失禁患者忌食。

Step 4

具有调中开胃，益肺宁心，清湿热，利肝胆，延缓衰老等功效。

Step 5

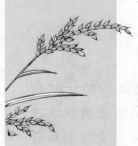

 ✅ 玉米+草莓：玉米中含蛋白质，与富含维生素C的草莓同食，可防黑斑和雀斑

 ✅ 玉米+松子：辅助治疗脾肺气虚、干咳少痰、皮肤干燥等

玉米应该这样吃

●挑选：挑选玉米时，最好选七八成熟的，太嫩，水分太多；太老，其中的淀粉增加，蛋白质减少。挑选玉米，可以用手掐一下，有浆且颜色较白，可以蒸或煮着吃，口感和营养最好。浆太多的则太嫩；如不出浆，就说明玉米老了。

●储存：保存玉米需要将外皮和毛须去除，清洗干净后擦干，用保鲜膜包起来放入冰箱冷藏即可。玉米受潮易发霉，产生黄曲毒素有毒物质，保存应置于阴凉干燥处。

最佳食用方法

1.煮熟或蒸熟的玉米营养更易吸收。

2.吃玉米时，应把玉米粒的胚尖一起吃掉，因为许多营养都集中在这里。

3.玉米适合糖尿病患者吃，因其膳食纤维丰富，吃后血糖不会迅速升高。

4.肠胃不好的人不要多吃，可用玉米粒做道玉米羹，也可"粗粮细做"，用玉米面蒸窝头、做几个贴饼子，或熬棒子面粥都是不错的选择。

······ 膳食推荐 ◀◀◀•∘

排骨玉米汤

材料/排骨、玉米、水、盐、柴鱼味精、香油各适量。

做法/

1.将排骨洗净后用热水汆烫去血水，再捞起洗净沥干备用。

2.玉米洗净切段备用；将所有材料及调味料一起放入锅内，加热煮沸后改中火煮约5～8分钟，加盖后熄火，放入焖烧锅中，焖约2小时即可打开盛起食用。

小 食材 大 功效

滋补身体，补充身体所需营养素。

玉米田园杂蔬

材料/山药、莴笋各1段，胡萝卜、煮熟的老玉米各1根，青、红椒各1个，盐1/2茶匙，蘑菇精1/4茶匙。

做法/

1.煮熟的老玉米粒剥下来备用。

2.山药去皮切小丁略焯水备用。

3.胡萝卜去皮切丁，青红椒切丁，莴笋去皮切丁。

4.锅内油烧七成热时，下青红椒、胡萝卜和莴笋翻炒2分钟左右，再倒入玉米粒和山药，继续翻炒2分钟，调入蘑菇精、盐翻炒1分钟即可。

小食材 大 功效

增加饱腹感，利于减肥。

奶香玉米饼

材料/鸡蛋黄、面粉、新鲜玉米、奶油、适量的水、盐或糖（吃咸的加盐，甜的加糖）各适量。

做法/

1.所有材料混在一起，拌均匀成糊状就可以了。

2.可以用平底锅煎或烤箱烤，如果用烤箱，盘子要铺锡纸或涂层牛油。（如果玉米的水不够，加适量的水开成糊状。糊倒在烤盘里，上面放些牛油粒。

小食材 大 功效

增加饱腹感，利于消化。

玉米粥

材料/牛奶250克，玉米粉50克，鲜奶油10克，黄油5克，盐2克，肉豆蔻少许。

做法/

1.将牛奶倒入锅内，加入盐和碎肉豆蔻，用小火煮开，撒入玉米粉，用小火再煮3～5分钟，并用勺不停搅拌，直至变稠。

2.将粥倒入碗内，加入黄油和鲜奶油，搅匀，凉凉后喂食。

小食材 大 功效

温中暖胃，促进消化。

5 步透析大米

Step 1

　　大米是稻谷经清理、砻谷、碾米、成品整理等工序后制成的成品。

Step 2

　　大米是人类的主食之一，据现代营养学分析，大米含有蛋白质、脂肪、维生素B_1、维生素A、维生素E及多种矿物质。就品种而言，大米有梗米和糯米之分。

Step 3

　　一般人群均可食用。大米中的赖氨酸含量极少，如不能从其他食物中得到补充，以米为主食的人对蛋白质的利用率就会降低，不仅影响儿童长个儿，也对成年人的新陈代谢带来不利。

Step 4

　　具有补中养胃、益精强志、聪耳明目、和五脏、止烦、止渴、止泻等作用。

Step 5

　　⊗ 大米+蜂蜜：一起吃会胃痛
　　⊗ 大米+蕨菜：降低维生素B_1的消化吸收
　　✓ 大米+桂圆：补元气
　　✓ 大米+胡萝卜：改善胃肠功能

大米

【性味归经】

性平，味甘；入脾、胃、肺经

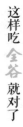

大米应该这样吃

● 挑选:

◎ 看: 新标准米外观色泽玉白、晶莹剔透。

◎ 闻: 新鲜的大米有一股稻草的清香味。

◎ 抓: 抓一把米轻轻地撮一撮,新米有一点发涩。

◎ 尝: 取几粒米放到嘴里,标准米表层有富含淀粉、糖类、蛋白质、纤维素、维生素的谷皮层和胚层,感觉有淡淡的甜味。

● 储存: 大米的保质期一般是6个月,并且要置于阴凉通风干燥处,因此,建议大家最好不要在家中存放过多的大米,最好是随吃随买,或者少存放一些。

最佳食用方法

煮粥,焖饭,炒饭。

膳食推荐

大米核桃枸杞粥

材料/ 大米50克,核桃、枸杞、食盐各适量。

做法/

1.锅内加水,大火烧至水似开非开。

2.大米用清水冲洗干净,放入锅中,加入一点食用油和食盐,大火煮开,转中小火熬制约20分钟。核桃用刀切成小碎块,放入锅中,煮约10分钟至锅开。

3.将洗净的枸杞放入锅中,继续煮约10分钟。

4.煮粥的期间要间隔一段时间,就用小勺把粥搅拌一下。

5.直到将粥煮熟,至汤汁剩下一半浓稠为止。

小 食材 大 功效

健脑补肾,明目强身。

红枣花生大米粥

材料/红枣10粒，花生适量，大米50克。

做法/

1.将红枣与花生洗净，置净水中浸泡4小时左右。

2.将红枣与花生连浸泡的水一起入汤煲中，大火煮开，转小火煲约40分钟。

3.加入洗净的大米继续熬至大米熟烂，因为大米是后放的，所以下锅后要搅动几次，以免粘底，出锅前加适量冰糖或不加。

(小)食材(大)功效

补血益气，安神。

黄瓜大米粥

材料/大米100克，黄瓜300克，盐适量。

做法/

1.黄瓜洗净，去皮去心、切薄片；大米淘洗干净；生姜洗净拍碎。

2.锅内加水约1000毫升，置火上，下大米，大火烧开后，改用小火逐步煮至米烂时下入黄瓜片，再煮至汤稠，入盐调味即可盛出。

(小)食材(大)功效

祛斑、减肥。

香菇鱼片粥

材料/大米150克，鱼肉100克，鲜香菇4朵，芹菜50克，姜丝2克，盐、胡椒粉各适量。

做法/

1.大米洗净，浸泡一会，放入锅中，加约8倍水煮粥；鱼肉切成薄片，放少许盐和胡椒粉腌一会。

2.香菇洗净去蒂，切成片；芹菜洗净，切成丁。

3.米煮至软烂后，放入香菇片、鱼片、姜丝，搅散，煮至粥沸，再煮5分钟，倒入芹菜丁，略煮片刻即可。最后加少许盐搅拌均匀食用。

菊花雪梨粥

材料/雪梨1个，干菊花、大米、白糖各适量。

做法/

1.将大米在清水中浸泡15分钟后开大火煮沸，转小火继续熬煮。

2.将雪梨清洗后去皮切小块，放入粥中继续熬煮，边煮边搅拌。

3.粥煮黏稠后，放入干菊花搅拌，继续煮3～5分钟，最后按照自己的口味加适量冰糖即可。

(小)食材(大)功效

排毒养颜。

这样吃全谷就对了

5 步透析小米

【性味归经】

味甘、咸，性凉；入肾、脾、胃经

Step **1**

小米又名粟米、稞子、秫子、黏米、白梁粟、粟谷。古代叫禾，是一年生草本植物，属禾本科，我国北方通称谷子，去壳后叫小米，它性喜温暖，适应性强。

Step **2**

含有丰富的营养素，如蛋白质、脂肪、钙、铁、维生素B_1等营养成分，素有"健脑主食"之称。并且小米的蛋白质中还含较多的色氨酸和蛋氨酸，具有防止衰老的作用。

Step **3**

一般人均可食用。小米是老人、病人、产妇宜用的滋补品；气滞者忌用；素体虚寒、小便清长者少食。

Step **4**

具有健脾和胃、补益虚损，和中益肾，除热，解毒之功效；适于脾胃虚热、反胃呕吐、消渴、泄泻的调养。

Step **5**

- ✗ 小米+杏仁：易引起腹泻、呕吐
- ✓ 小米+鸡蛋：促进蛋白质的吸收

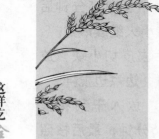

小米应该这样吃

● 挑选：优质小米米粒大小、颜色均匀，呈乳白色、黄色或金黄色，有光泽，很少有碎米，无虫，无杂质。优质小米闻起来具有清香味，无其他异味。严重变质的小米，手捻易成粉状，碎米多，闻起来微有霉变味、酸臭味、腐败味或其他不正常的气味。优质小米尝起来味佳，微甜，无任何异味。

● 储存：通常将小米放在阴凉、干燥、通风较好的地方。储藏前水分过大时，不能曝晒，可阴干。储藏前应去除糠杂。储藏后若发现吸湿脱糠、发热时，要及时出风过筛，除糠降温，以防霉变。

最佳食用方法

小米宜与大豆或肉类食物混合食用，这是由于小米的氨基酸中缺乏赖氨酸，而大豆的氨基酸中富含赖氨酸，可以补充小米的不足。小米粥不宜太稀薄。淘米时不要用手搓，忌长时间浸泡或用热水淘米。

·∺· 膳食推荐 ·∺·

蘑菇小米粥

材料/粳米50克，小米100克，平菇40克，大葱（切末）3克，盐2克。

做法/

1.平菇洗净，在开水中汆一下，捞起切片。

2.粳米、小米分别淘洗干净，用冷水浸泡半小时，捞出，沥干水分。

3.锅中加入约1000毫升冷水，将粳米、小米放入，用大火烧沸，再改用小火熬煮，待再滚起，加入平菇拌匀，下盐调味，再煮5分钟，撒上葱末，即可盛起食用。

小 食材 大 功效

健脾止泻，抗衰老。

小米红糖粥

材料/小米45克，红糖适量。

做法/小米洗净，放入锅内，加水煮熟，加入红糖即可。

小 食材 大 功效

补虚损，适于产妇。

山药小米粥

材料/怀山药40克（鲜品约100克），小米50克，白糖适量。

做法/将山药洗净，捣碎或切片，与小米同煮为粥，熟后加白糖适量调匀。

小 食材 大 功效

健脾止泻，消食导滞。

小米南瓜粥

材料/小米100克，水10杯左右，南瓜500克，冰糖或蜂蜜少许。

做法/小米洗净，南瓜去皮剔瓤，切成丁状或片状，放入锅内，加水煲约30分钟，稍闷片刻，加入冰糖或蜂蜜即可。

小 食材 大 功效

解热降暑。

黄豆小米粥

材料/小米100克，大豆50克，白糖10克。

做法/

1.将小米、黄豆分别磨碎，小米入盆中浸泡，滗去冷水；黄豆煮取豆浆。

2.锅中加入约1500毫升冷水，烧沸，下入黄豆浆，再次煮沸后，下入小米，用小火慢慢熬煮。

3.见米烂豆熟时，加入白糖调味，搅拌均匀，即可盛起食用。

小 食材 大 功效

开胃健脾。

小米胡萝卜粥

材料/小米100克，胡萝卜1根。

做法/

1.先把小米备好，浸泡半小时以上，然后倒入锅内。胡萝卜洗净，切成丁。

2.大火煮沸，放入胡萝卜丁，再煮约半小时后熄火。

小 食材 大 功效

益脾开胃，补虚明目。

5 步透析荞麦

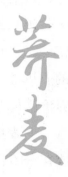

Step 1

荞麦又称为三角麦，是蓼科荞麦属作物，一年生草本双子叶植物纲，蓼科栽培植物。

Step 2

荞麦含有蛋白质、多种维生素、纤维素、镁、钾、钙、铁、锌、铜、硒等。因其含有丰富的蛋白质、维生素，故有降血脂、保护视力、软化血管、降低血糖的功效。同时，荞麦可杀菌消炎，有"消炎粮食"的美称。

Step 3

一般人群均可食用。适宜冠心病、糖尿病人。脾胃虚寒者不宜食。体质易过敏者当慎食或不食。

Step 4

益气宽肠，祛湿解毒。

Step 5

- ✕ 荞麦+黄鱼（大黄花鱼）：消化不良
- ✕ 荞麦+猪肝：会影响消化
- ✕ 荞麦+猪肉：易引起脱发

荞麦

【性味归经】

味甘、微酸，性寒；归脾、胃、大肠经

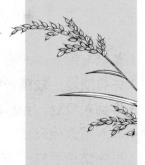

这样吃全谷就对了

荞麦应该这样吃

● **挑选**：选购荞麦的时候挑选大小均匀的荞麦，在同等条件下，同样的种子长出来的荞麦应是大小均匀的，一旦发现大小不一的荞麦时，就要留心了，可能是好坏掺合在一起销售的。挑选颗粒饱满的荞麦，干瘪的有可能是放了很长时间，或者是根本就没有发育好，这样的荞麦营养价值是大打折扣的。最后要挑选具有光泽的荞麦。

● **储存**：荞麦应在常温、干燥、通风的环境中储存；荞麦面应与干燥剂同放在密闭容器内低温保存。

最佳食用方法

食用时加上各式不同的作料，如热吃的汤面可用柴鱼片、海带、酱油、清酒等浇制的汤和葱花、七味粉等，凉式面或拌面，用比热吃时较浓的酱汁，加上葱花、山葵糊、生鹌鹑蛋、紫菜丝等。也可以配上许多不同的菜，如红烧油炸豆腐、生鸡蛋、萝卜泥等。比较特殊的也有紫菜卷、咖喱荞麦面条等不同风味的食品。

◦◦◦ 膳食推荐 ◦◦◦

荞麦 薏米绿豆米糊

材料/薏米、绿豆、荞麦各适量。

做法/

1. 薏米与绿豆清洗干净后用清水浸泡一个晚上。
2. 先将质地比较硬一些的薏米倒入豆浆机。
3. 再倒入绿豆，最后才倒入荞麦。
4. 加入两大碗开水，压上盖子选择米糊键。
5. 程序结束后打开盖子，预备好一只碗，将薏米绿豆荞麦米糊倒入，搅拌均匀即可。

荞麦粥

材料/荞麦、土豆各100克，鸡腿50克，白扁豆、胡萝卜各20克，盐2克，酱油10克，高汤适量。

做法/

1.把荞麦洗净，沥干水分。

2.鸡腿肉片成小块；土豆去皮切小块；胡萝卜切成片。

3.锅中倒入适量的水，放入荞麦煮20分钟，捞出沥水。

4.把高汤、酱油、盐倒入锅中煮开，放入荞麦、鸡腿肉片和土豆、胡萝卜、白扁豆一起煮20分钟，直到所有的材料煮变软，就可以盛出来了。

绿豆荞麦粥

材料/绿豆100克，荞麦50克，大米100克。

做法/

1.将绿豆、大米、荞麦分别清洗干净。

2.锅中加入适量的清水，将三种原料放入锅中，之后开大火，煮开至粥熟即可。

小 食材 大 功效

利尿，助消化。

荞麦饼

材料/荞麦面、黄豆面、小米面、面粉、酵母、盐、五香粉、油各适量。

做法/

1.荞麦面、黄豆面、小米面、面粉用酵母和面团，软硬适度，醒发半小时。

2.把面团擀成饼状，撒匀五香粉、盐，再擀杖擀一下。

3.面饼上倒上油，入锅煎熟即可食用。

小 食材 大 功效

导滞、宽中、健脾。

荞麦米饭

材料/荞麦50克，大米100克。

做法/

1.大米淘洗干净。

2.先将荞麦（荞麦仁或称荞麦米）略泡10分钟左右，这样荞麦米就会稍稍泡软，吃起来不会太硬，口感好。

3.倒入锅中，加入适量水。

4.按常规时间蒸饭即可。

小 食材 大 功效

促进胃肠蠕动。

5 步透析黑米

性味归经

性平，味甘，归脾、胃经

Step 1

黑米属于糯米类，是由禾本科植物稻经长期培育形成的一类特色品种。

Step 2

黑米含蛋白质、碳水化合物、B族维生素、维生素E、钙、磷、钾、镁、铁、锌等营养元素，营养丰富。黑米所含锰、锌、铜等矿物质大都比大米高1~3倍；更含有大米所缺乏的维生素C、叶绿素、花青素、胡萝卜素等特殊成分，因而黑米比普通大米更具营养。

Step 3

一般人群均可食用。病后消化能力弱的人不宜吃黑米，可吃些紫米来调养。

Step 4

黑米具有滋阴补肾，健脾暖肝，补益脾胃，益气活血，养肝明目等功效。

Step 5

☑ 黑米+大米：有开胃益中、暖脾明目的作用，用于须发早白、产后体虚者。

黑米应该这样吃

●挑选：优质黑米具有正常的清香味，无其他异味。微有异味或有霉变气味、酸臭味、腐败味和不正常气味的为次质、劣质黑米。一般黑米有光泽，米粒大小均匀，很少有碎米、爆腰（米粒上有裂纹），无虫，不含杂质。次质、劣质黑米的色泽暗淡，米粒大小不匀，饱满度差，碎米多，有虫，有结块等。优质黑米味佳，微甜，无任何异味。

●储存：黑米要保存在通风、阴凉处。如果选购袋装密封黑米，可直接放通风处即可。散装黑米需要放入保鲜袋或不锈钢容器内，密封后置于阴凉通风处保存。

最佳食用方法

1.黑米的米粒外部有一坚韧的种皮包裹，不易煮烂，故黑米应先浸泡一夜再煮。

2.黑米可直接用于煮粥、做饭，也可与其他原料配合制作。

3.淘洗次数要少，泡米的水要与米同煮，以保存营养成分。

●•••••• 膳食推荐 ••••••

滋补黑米粥

材料/黑米30克，粳米70克，大枣20克，干银耳、黄豆、芝麻各15克。

做法/

1.将黄豆用温水浸泡1小时，换水洗净；银耳泡软后摘去老蒂；大枣去核，备用。

2.先将黑米与粳米一起放入清水中淘洗干净，加清水适量，煮约1小时后，加入黄豆、大枣及洗净的芝麻，继续煮约30分钟即可。

小 食材 大 功效

补血益气，补虚养身。

黑米饭

材料/大米、黑米各100克。

做法/

1.黑米放到水里淘洗干净，稍微浸泡一会，半小时为宜。

2.白色大米淘洗干净。

3.电饭煲中放入白大米和黑米，加水煮至米饭熟即可。

(小) 食材 (大) 功效

滋养身体。

黑米莲子粥

材料/黑米100克，莲子20克。

做法/将材料洗净后共同煮粥，熟后可加冰糖调味食之。

(小) 食材 (大) 功效

滋阴养心，补肾健脾。

黑米红豆粥

材料/黑米、红小豆、大米各适量。

做法/把材料混合在一起，用清水洗净，然后加入适量凉水，把火开到最大。煮开以后10分钟，把火降至中小，再煲1小时。最后，把火降到最小，盖上锅盖约半小时就好。

(小) 食材 (大) 功效

补血益气。

黑米芝麻糊

材料/黑米50克，黑芝麻粉适量。

做法/

1.黑米淘洗干净后，用清水浸泡一夜。

2.将黑米连同浸泡的水一同倒入豆浆机，加水适量，用豆浆机打成糊，后加入芝麻粉即可。

(小) 食材 (大) 功效

补虚养身，乌发亮发。

5 步透析紫米

Step 1

紫米又名紫糯米、接骨糯、紫珍珠。紫米是水稻的一个品种，属于糯米类，因碾出的米粒细长呈紫色，故名。

Step 2

紫米的主要成分是维生素B_1、维生素B_2、赖氨酸、色氨酸、叶酸、蛋白质、脂肪等多种营养物质，以及铁、锌、钙、磷等人体所需矿物质。

Step 3

一般人群均可食用。特别适合脾胃虚弱、体虚乏力、贫血失血、心悸气短、咳嗽喘逆、早泄、滑精、小便频等患者食用。

Step 4

紫米有补血益气、暖脾胃的功效，对于胃寒痛、消渴、夜尿频症有一定作用。此外，糯性紫米粒大饱满，黏性强。而且紫米饭清香、油亮、软糯可口，营养价值和药用价值都比较高。

Step 5

✅ 紫米+红豆：滋补身体，补血益气

✅ 紫米+黑米：乌发亮发，滋阴补肾

紫米

【性味归经】

味甘，性温；归肾经

紫米应该这样吃

● 挑选：紫米米粒细长，颗粒饱满均匀。外观色泽呈紫白色或紫白色夹小紫色块。用水洗涤水色呈黑色（实际紫色）。用手抓取易在手指中留有紫黑色。用指甲刮除米粒上的色块后米粒仍然呈紫白色。煮食纯正的紫米晶莹、透亮、糯性强（有黏性），蒸制后能使断米复续。入口香甜细腻，口感好。

● 储存：可放在干燥、密封效果好的容器内，并且要置于阴凉处保存。另外，可在盛有紫米的容器内放几瓣大蒜，可防止紫米因久存而生虫。

🍴 最佳食用方法

1. 紫米粥若不煮烂，不仅大多数营养素不能溶出，而且多食后易引起急性肠胃炎，对消化功能较弱的孩子和老弱病者更是如此。因此，消化不良的人不要吃未煮烂的紫米。

2. 紫米的米粒外部有一层坚韧的种皮包裹，不易煮烂，故紫米应浸泡一夜再煮。

🌾 膳食推荐

紫米豆粥

材料/紫米、大米各50克，红豆、绿豆各20克，核桃4个。

做法/

1. 把大米、紫米、红豆、绿豆淘洗干净，核桃砸出果仁洗干净。

2. 全部倒入高压锅内胆，加入适量的水，盖上锅盖，选择粥的按键。

3. 用高压锅做粥的好处就是即快速又黏稠，米和豆子都很软烂。如果加上1小勺糖，就更好吃了。

小 食材 大 功效

补肾健脑。

紫米饭

材料/黑米200克,糯米100克,芒果1个,枸杞、葡萄干、牛奶、蜂蜜、炼乳各适量。

做法/

1.黑米、糯米洗净,牛奶、炼乳、蜂蜜混合后,倒入米中,做成米饭。

2.芒果洗净,从中间破开,去其果核与果肉,取皮备用。

3.把做好的饭放入芒果中,放上枸杞和葡萄干,上锅蒸10分钟即可。

小食材大功效

滋阴补肾、健脾暖肝。

紫米芋头粥

材料/紫米、芋头各100克,冰糖1大块,椰浆适量。

做法/

1.紫米洗净浸泡2小时,水开后倒入紫米,小火慢煲。

2.芋头切小块,紫米煲约40~50分钟至熟软,倒入芋头块,根据个人口味加入适量冰糖、椰浆,再煲至芋头熟软即可。

小食材大功效

开胃健脾。

花生核桃紫米糊

材料/紫米20克,花生30克,核桃仁适量。

做法/

1.准备材料,将材料全部洗干净,黑米浸泡1个小时。

2.将材料全部倒入豆浆机中,等待熟后即可。

小食材大功效

滋补身体,滋阴补肾。

5 步透析薏米

Step 1

薏米又名薏米仁、薏苡、薏米、六谷米、苡米、薏仁米、沟子米、苡仁、薏仁，是禾本科植物薏苡的干燥成熟种仁。薏米在我国栽培历史悠久，我国汉代已有栽培，东汉马缓曾从交趾引进优良品种，是我国古老的药食皆佳的粮种之一。

Step 2

薏米不仅含有高蛋白，而且还含有丰富的矿物质、B族维生素、膳食纤维等。是一种营养均衡的谷物，其中含有8种人体必需的氨基酸，且其比例接近人体需要。

Step 3

一般人群均可食用。尤适宜脚气病、水肿、关节炎患者。汗少、便秘者忌食。

Step 4

有利水消肿、健脾去湿、舒筋除痹、清热排脓等功效，中医常用作利水渗湿药。

Step 5

☑ 薏米+百合+山药：除湿、清热解毒

☑ 薏米+冬瓜：清热润肺、降脂降糖

薏米

【性味归经】

味甘淡，性微寒；归脾、肺、肾经

这样吃 全谷 就对了

薏米应该这样吃

●**挑选**：以粒大、饱满、色白者为佳。家庭购买应该选择质地硬有光泽，颗粒饱满，呈白色或黄白色、坚实，多为粉性，味甘淡或味甜者。

●**储存**：储存薏米需要低温、干燥、密封、避光四个基本原则。其中低温是最关键的因素。另外，如果购买的是袋装密封薏米，可从包装上的日期起算，保存不应超过六个月。开袋后要尽快食完，如有少量剩余，应用密封夹夹紧包装袋，放入冰箱内冷藏保存。

最佳食用方法

1.薏米较难煮熟，在煮之前需以温水浸泡2～3小时，让它充分吸收水分，在吸收了水分后再与其他米类一起煮就很容易熟了。

2.生薏米煮汤服食，利于去湿除风；用于健脾益胃，治疗脾虚泄泻则须炒熟食用。

·∷· 膳食推荐 ≪·∘

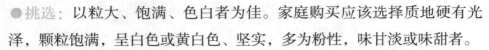

红豆薏米粥

材料/红豆、薏米、大米、水、冰糖各适量。

做法/

1.准备同等分量的红豆和薏米，洗干净后，红豆、薏米先泡2小时，大米洗干净后，泡半个小时，备用。

2.在沸水中加入红豆，煮开后，添一些凉水，再煮开后，再添凉水。

3.等红豆煮开花后，放入大米和薏米，大火煮开后，转小火煮至黏稠，就放冰糖调味即可。

小 **食材** 大 **功效**

消肿，祛湿。

山药薏米羹

材料/薏米、山药各200克，枸杞10克，燕麦50克，黄冰糖20克。

做法/

1.先将薏米用清水泡2个小时，将枸杞用清水泡10分钟。

2.将山药去皮切成菱形块，玻璃锅内加水将薏米煮开后，放入山药，大火炖开，加入黄冰糖。

3.放入燕麦片关火，最后放入泡好的枸杞即可。

小 食材 大 功效

减肥，利湿。

薏米汤

材料/薏米60克。

做法/取薏米加入适量水，煎汤饮服即可。

小 食材 大 功效

健脾利湿，益胃补肺。

黄芪薏米粥

材料/大米100克，黄芪、薏米各30克。

做法/

1.将黄芪洗净切片；大米、薏米淘洗干净。

2.将大米、黄芪、薏米放入锅内，加水适量，置大火上烧沸，再用小火煮40分钟即成。

小 食材 大 功效

补元气，止泄泻。

芡实薏米粥

材料/芡实、薏米各30克，小米100克。

做法/锅中加水适量，将材料煮粥食用。

小 食材 大 功效

利水消肿，减肥。

看 这里： 薏米的防癌功效

薏米中所含的硒元素能有效抑制癌细胞的繁殖，有助于预防癌症。健康人常吃薏米，能使身体轻捷，减少肿瘤发病率。尤以脾虚湿盛的消化道肿瘤及痰热挟湿的肺癌更为适宜。

这样吃 全谷 就对了

5 步透析糙米

Step 1

糙米，是指除了外壳之外都保留的全谷粒。即含有皮层、糊粉层和胚芽的米。

Step 2

糙米中米糠和胚芽部分的B族维生素和维生素E，能提高人体免疫功能，促进血液循环，还能帮助人们消除沮丧烦躁的情绪，使人充满活力。此外，糙米中钾、镁、锌、铁、锰等微量元素，有利于预防心血管疾病和贫血症。它还保留了大量膳食纤维，可促进肠道有益菌增殖，加速肠道蠕动，软化粪便，预防便秘和肠癌

Step 3

一般人群均可食用。尤适宜肥胖、贫血、便秘者。胃肠消化功能不好的人慎食。

Step 4

中医认为糙米味甘、性温。有健脾养胃、补中益气，调和五脏、促进消化吸收的功效。

Step 5

- ✅ 糙米+红薯：有助减肥
- ✅ 糙米+青椒：防止维生素C被氧化
- ✅ 糙米+干辣椒：防止维生素C被氧化

糙米

【性味归经】味甘，性温

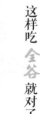

这样吃 全谷 就对了

糙米应该这样吃

●储存：

◎糙米在冬季通风最有利，既能降温，又可散湿。

◎夏季正值高温多湿，容易加速糙米霉变、陈化。此时糙米保存的关键是密闭、阴凉、干燥。

◎夏季购买的糙米，如果在短时间里吃不完，可以用双层塑胶袋装好，将袋口密封好放入冰箱冷藏室保管。

 最佳食用方法

用小火慢慢熬煮，熬得越稠越好。粥熬稠后，会有一层厚厚的皮浮在表面。吃掉粥皮，会气色好，精神旺，脸粉嫩。

· ☷ 膳食推荐 ☷ ·

海米糙米粥

材料/小排骨200克，糙米1杯，盐2小匙，海米、胡椒粉各适量。

做法/

1.糙米淘净，以清水浸泡2小时，沥干。

2.小排骨洗净，汆烫去腥，捞起；海米以冷水浸软去杂质。

3.将做法1、2的材料放进煮锅，加8杯水（电锅用量杯）煮成粥，边煮边搅拌，以免烧焦。

4.待米粒、排骨熟烂即可加盐调味、熄火，撒上胡椒粉食用。

南瓜糙米饭

材料/糙米2杯，南瓜1/2个（约600克），盐1茶匙。

做法/

1.糙米洗净，清洗干净后加水3杯浸泡1小时，连同浸泡的水放入电饭锅中。

2.南瓜去皮洗净、切丁，与糙米一同放入电饭锅中，同时加盐调味，拌匀后盖上盖煮饭。

3.待电饭锅开关跳起，再焖片刻即可盛出食用。

五谷糙米粥

材料/糙米、黑豆、红豆、黄豆、绿豆、青豆、白糖各适量。

做法/

1.将糙米、黑豆、红豆、黄豆、绿豆、青豆均淘洗干净，分别用冷水浸泡2～3个小时，捞出沥干。

2.锅中加入约2000毫升冷水，将糙米、黑豆、红豆、黄豆、绿豆、青豆下入，先用大火烧沸，然后改小火煮45分钟，边煮边搅拌。

3.待粥软烂后，熄火，加白糖调味，继续焖煮5分钟即可。

虾皮糙米粥

材料/糙米100克，猪小排200克，虾皮20克，盐2克，胡椒粉1克。

做法/

1.糙米淘净，用冷水浸泡2小时，沥干水分；小排骨洗净，汆烫去腥，捞起沥干；虾皮以冷水浸软，去杂质。

2.将糙米、小排骨、虾皮放进煮锅，加入约2000毫升冷水，煮成稠粥，中间多搅拌几次，以免烧焦，待米粒酥软，排骨熟烂后，加入盐调好味，然后熄火，撒上胡椒粉，即可盛起食用。

红枣糙米粥

材料/瘦猪肉25克，高汤1杯，红枣、糙米、芹菜、盐、淀粉、酱油各适量。

做法/

1.猪肉剁成泥状，与淀粉、酱油混合腌制30分钟至入味后，以滚水汆烫即捞起沥干水分备用。

2.红枣洗净后，以手捏破；将糙米洗净后，以冷水浸泡约1小时；芹菜去叶、去根后，洗净切珠备用。

3.取1汤锅，加入高汤、1碗清水及做法1的绞肉、做法2的红枣、糙米以中火煮开后，转小火再加入少许盐续煮30分钟，起锅前，加入芹菜珠续煮约1分钟即可。

5 步透析燕麦

Step 1

燕麦，就是我国的莜麦，俗称油麦、玉麦，是一种低糖、高营养、高能食品，燕麦营养全面而合理、几乎没有其他谷物的主要缺点。

Step 2

燕麦主要含有碳水化合物、蛋白质（含有所有人体必需的氨基酸）、脂肪以及大量的植物纤维、维生素B_1、维生素B_{12}、少量的维生素E、矿物质、维生素B_2和皂苷。

Step 3

一般人群均可食用。尤适宜便秘、糖尿病、脂肪肝、高血压、高脂血症、动脉硬化患者。肠道敏感人慎食。

Step 4

燕麦性温、味甘，具有健脾、益气、补虚、止汗、养胃、润肠的功效。

Step 5

☑ 燕麦+香蕉：有利于提高血清素含量，改善睡眠

☑ 燕麦+绿豆：有利于控制血糖

燕麦

【性味归经】

性平，味甘；归肝、脾、胃经

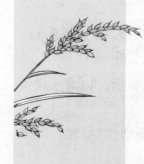

燕麦应该这样吃

● **挑选**：燕麦以外观完整，大小均匀，饱满坚实，富有光泽，不含杂质者为佳。购买燕麦片最好选择锡纸包装的。需要注意包装不能破损，确保在正常的保质期内，千万不要食用过期麦片。

● **储存**：新鲜的麦片可放入密封袋内，置于阴凉干燥处保存即可。如果是开封了的燕麦片，需要连同包装放入密封容器内，盖上容器盖，再置于通风、干燥处保存即可。

最佳食用方法 燕麦片：即食类的用开水或与牛奶同煮，即可食用。燕麦粉（莜面）一般做成燕麦面包、燕麦饼等烤制食用。

●◦◦◦ 膳食推荐 ◀◀◀◦

燕麦薄饼

材料/低筋粉80克，熟麦片50克，无盐黄油100克，小苏打3克，细砂糖60克，椰蓉50克。

做法/

1.准备好所有材料，黄油提前软化，用电动打蛋器打散，加入细砂糖搅拌匀即可。

2.低筋粉和小苏打过筛后加入黄油中用刮刀拌匀，再同时加入椰蓉和麦片搅拌匀。

3.最后用手拌匀，取适量的面团用手捏圆，放入垫有锡纸的烤盘中。

4.圆面团放入烤盘中用手指压成薄片，烤箱提前预热，温度设为160℃，放入中层。

5.时间约13分钟，出炉后等完全冷却再从烤盘中取出即可。

桂圆燕麦粥

材料/燕麦、桂圆干、枸杞各适量。

做法/

1.桂圆干去壳洗净。

2.桂圆干、燕麦提前加两碗水浸泡1小时。

3.连泡的水一起烧开，将枸杞放入锅中煮熟即可。

小 食材 大 功效

滋阴补血。

三米联萌粥

材料/燕麦、小米、薏米各100克，冰糖适量。

做法/前三种材料洗净后一同入锅加水煮烂，放入冰糖即可。

小 食材 大 功效

健脾养胃，利湿。

桂圆枸杞粥

材料/桂圆肉、枸杞各10克，红枣4粒，粳米100克，燕麦50克。

做法/将所有食材洗净，放入锅中加清水，小火煮粥。可作早餐或消夜之用。

小 食材 大 功效

养心安神。

燕麦大米粥

材料/燕麦100克，大米50克，白糖适量。

做法/

1.燕麦洗净，放入锅内，加4碗水煮至熟并呈开花状。

2.将大米倒入煮熟的燕麦锅里，用勺不停搅拌，烧沸。

3.然后转用小火煮10分钟，熄火，加入糖调味即可。

小 食材 大 功效

促进胃肠蠕动。

花生燕麦粥

材料/红皮花生米、燕麦、大米、冰糖各适量。

做法/

1.花生米、燕麦、大米洗干净，加两碗水煮成粥。

2.最后放入冰糖，焖10分钟再舀出来会非常美味。

小 食材 大 功效

补益强身。

5 步透析高粱米

Step 1

高粱米属于禾本科高粱属一年生草本，是古老的谷类作物之一。有食用及药用多种功效。

Step 2

在谷物中，高粱蛋白质中赖氨酸含量最低，因而蛋白质的质量也最差；高粱的烟酸含量也不如玉米多，但却能为人体所吸收，因此，以高粱为主食的地区很少发生"癞皮病"。

Step 3

一般人都可食用。适宜小儿消化不良时服食；适宜于脾胃气虚、大便溏薄之人食用；黏性较强的高粱，适宜于肺结核病人食用。糖尿病患者应禁食高粱，大便燥结以及便秘者应少食或不食高粱。

Step 4

高粱米具有和胃、消积、温中、涩肠胃、凉血解毒的功效，主治脾虚湿困、消化不良及湿热下痢、小便不利等症。

Step 5

✅ 高粱米+山楂：健脾开胃

✅ 高粱米+大米：补脾益胃

高粱米

【性味归经】

味甘，性温、涩；入脾、胃经

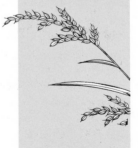

这样吃 全谷 就对了

高粱米应该这样吃

●**挑选**：优质高粱颗粒整齐，富有光泽，干燥无虫，无沙粒，碎米极少，闻之有清香味。质量不佳的高粱颜色发暗，碎米多，潮湿有霉味，不宜选购。

●**储存**：高粱在夏季容易受潮，易生虫和发霉，保存时可将高粱放在小坛内，盖上坛盖后置于通风干燥处保存即可。如果发现高粱发霉，可用清水洗净，摊放在室外阴干（避免阳光直射）。

🍴 最佳食用方法

1.高粱米一定要煮烂，供早晚食用；高粱米可制作干饭、稀粥，还可磨粉用于制作糕团、饼等。

2.民间常用高粱米1份、甘蔗汁4份，一同放入锅内煮成高粱甘蔗粥，具有益气生津之作用，对老人痰热咳嗽、口干舌燥、唾液黏涎者有食疗作用。

3.高粱米或碾粉熟食，健脾益胃，煮粥滋养，供脾虚有水湿者食用。

4.不宜常吃加热后放置的高粱米饭或煮剩的高粱米饭，不宜加碱煮食。

········ 膳食推荐 ········

高粱米粥

材料/高粱米50克，冰糖适量。

做法/煮高粱米为粥（高粱米需煮烂），加入冰糖再煮，糖化后即可温食。

小食材 大功效

健脾益胃，生津止渴。

山楂高粱粥

材料/山楂适量，高粱50克，冰糖少许。

做法/高粱、山楂洗净，一同煮成粥，然后放入冰糖，焖10分钟再舀出来会非常美味。

小食材 大功效

健胃消食。

杂粮高粱粥

材料/白果、玉米、高粱、小麦、糙米、大黄米、燕麦片各适量。

做法/

1.所有材料洗干净之后放入压力锅里，注入半锅水开始煮沸。

2.大火煮半小时后熄火。

3.待压力锅里气压消失，开锅即可食用。

小 食材 大 功效

补益强身。

栗子杂粮粥

材料/栗子、黑糯米、大麦、小麦、高粱、糙米各适量。

做法/

1.把材料洗干净浸泡约半小时。

2.然后放入到电饭锅内。

3.注入大半锅水之后盖上锅盖开始大火煮，煮至粥熟即可。

小 食材 大 功效

益气、补肾、健脾。

鳕鱼高粱饭

材料/鳕鱼、高粱米、青红椒、盐、黑胡椒粉、料酒、生抽、淀粉、香油各适量。

做法/

1.将高粱米洗净泡1小时，用与米持平的水放入高压锅内，上气蒸25分钟。

2.鳕鱼解冻，撕去皮擦干水分，切小丁，用黑胡椒、盐、料酒、生抽腌制10分钟。

3.青红椒切丁，放入烧热的没有放油的锅内小火煸炒至软，盛出备用。

4.腌制好的鳕鱼拌上淀粉，放六成热的油锅炸至金黄捞出。

5.高粱饭加少许盐、香油，倒入炸好的鳕鱼和煸炒好的青红椒拌匀。

小 食材 大 功效

鳕鱼营养价值高，富含优质的蛋白质，配上高粱，做成高粱饭，能补充身体营养。

话说全谷餐

中华民族以五谷杂粮为主食的饮食习惯已有数千年之久，且是先有杂粮主粮，杂粮也是我们祖先最早的食物来源。2000多年前中国医学专著《黄帝内经》里已经总结出了健康饮食原则："五谷为养，五果为助，五畜为益，五菜为充，气味合而服之，以补精益气。"

五谷杂粮能给人们提供每日所需的热量，根据现代营养学的观点，五谷杂粮中所含的营养丰富而全面，如蛋白质、碳水化合物、维生素A、维生素B_1，维生素B_2，维生素C、维生素E、钙、钾、铁、锌以及膳食纤维等营养成分。这些比起精制的面粉和稻米来，其营养价值更胜一筹。五谷杂粮也是《中国居民膳食指南》中绘制的"膳食宝塔"中最下层、摄入量最多的食物品种，因此多吃五谷杂粮有益身体健康。

随着现代经济的快速发展，生活水平日益提高，养生保健的话题越来越受到人们的关注。如今，日常生活的饮食已不单只是为了充饥或满足视觉味觉方面的享受，其理性的更高追求是健康长寿。

以五谷杂粮为主要原料制成的全谷餐食品具有很高的营养价值与保健功能，它正在逐渐被人们所认识和接受，并迅速发展成食品产业工业化之后的利润丰厚的行业。

全谷餐是现代社会的产物，具有健康、天然、绿色、营养

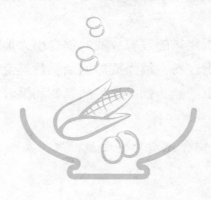

等特点，食用快捷方便，满足广大消费群体的健康需要。上班族人群，您如果没有时间吃早餐，可以冲一包全谷餐，瞬间补充营养和体力；学生族的学习压力大，您可以喝杯全谷餐，消极情绪立刻烟消云散，学习生活趣味无穷；中老年人群，机体免疫力差，您可以享用全谷餐，提升自身抵抗力，缓解疲劳状态。

🌾 早餐谷物食品

早餐食品一般以谷物为原料，通过配合使用5%～30%的膳食纤维，可制成高纤维早餐谷物食品。

由于早餐是每人每天都要面临的问题，涉及面广，值得大力开发。谷物早餐食品工业的建立与以农业为主的乡村社会，转变成一个以工业化、城市化为主的社会相适应。早餐谷物食品的成功之处就在它的方便性，顺应了人们快节奏生活方式的要求。

早餐最好吃营养均衡的谷物早餐，这样全天脂肪和胆固醇的摄取量都会相对减少，同时他们也会摄取到更多的纤维素，以及重要的维生素和矿物质。

〰️〰️ **特别推荐** 早餐谷物餐 ◄◄◄

粟米桂圆粥

材料/粟米100克，桂圆肉15克、粳米50克。

做法/将粟米去壳，淘洗干净。将粳米淘洗干净，放入铝锅内，加入粟米、桂圆，加水适量，置大火上烧沸，再用小火熬熟。可根据个人口味加入白糖搅匀即成。作早晚餐食用。

小 食材 大 功效

补心养肾。

年年有鱼粥

材料/糯米100克，生鱼片100克，葱、姜末、盐、胡椒粉、味精适量。

做法/将糯米加水煮1小时，放入生鱼片、姜、葱末再煮2小时，撒上盐、胡椒、味精即可。

小 食材 大 功效

养气补血，安神益智。

2002年，在《软饮料的分类》基础上制定了《饮料通则》，经过5年的工作和数十次的讨论及WTO成员国的通报，《饮料通则》于2007年发布实施，"谷物饮料"这个新名词、新分类出现在饮料大类中，它对这类饮料的生产和市场带来了积极的意义。在《饮料通则》中，谷物饮料归属于"植物饮料类"，对谷物饮料的定义为"以谷物为主要原料经调配制成的饮料"。谷物饮料，作为饮料家族中的新品类，通过现代工艺，做成可直接饮用的产品，不仅能够充分保留谷物中对人体健康有益的营养成分，并且口感更好，饮用更方便，吸收更容易。

谷物饮料作为一个全新的类别，完全符合饮料的发展趋势和消费趋势。国内已经有一小部分食品饮料企业意识到这一点。但是在这大量的饮料产品中，谷物饮料仅仅是个新生事物，刚处于起步阶段，更多的消费者还停留在"没听说"或"听说过"的层面上，消费量和消费者的熟悉度还很小，要满足全国消费者对五谷杂粮的消费需求，还有很长的路要走，还需要学者、政府、产业界的共同努力，需要更多的企业加入到这一产业链中。

另外，复合型谷物饮料的开发是未来饮料发展的趋势之一，是解决现代快节奏生活中城市居民膳食营养失衡的途径之一。因此在现有的生产力水平上，鼓励发展谷物饮料，可以满足更多消费者对健康营养饮料的需求。

注意啦！

全谷餐是现代社会的产物，具有健康、天然、绿色、营养等特点，食用快捷方便，满足广大消费群体的健康需要。

未来市场上将会逐渐出现比较具有潜力的全谷饮料产品：如高纤果蔬谷物奶饮品是未来谷物饮料市场发展的主流，精选的粗粮谷物搭配健康营养的奶，必定受到普遍欢迎；高纤代餐谷物乳饮料是谷物饮料中早餐产品，早餐包括主食，但是饮料类也必不可少，营养更丰富的全谷饮料必将成为主流；此外还有乳酸菌发酵的全谷饮料、养生类全谷饮料都将会受到更多的关注。

✧✧✧ 特别推荐 全谷饮料 ✧✧✧

南瓜糙米椰奶汁

材料/南瓜、糙米、椰粉、枸杞各适量。

做法/

1.糙米洗净，到入开水锅中。边煮边搅拌，以免粘锅，煮至水开，捞出糙米，留糙米汁备用。

2.准备好南瓜、椰粉、枸杞；枸杞用温开水浸泡；南瓜去皮、洗净、切厚片，入微波炉中，以高火加热3分钟至熟。

3.凉凉的南瓜放入搅拌机中。椰粉倒入碗中，用糙米汁将椰粉冲泡好。

4.椰汁倒入搅拌机中，与南瓜一道打成蓉。搅拌好的糙米汁南瓜蓉倒入碗中，用枸杞点缀即可。

小 食材 大 功效

养胃补身。

苹果燕麦牛奶汁

材料/苹果200克，麦片25克，纯牛奶150毫升。

做法/

1.苹果洗净，去核，切小块；燕麦片用热开水浸泡。

2.食材一起加入料理机中，盖紧盖子，搅打2分钟即可。

小 食材 大 功效

促进胃肠蠕动，帮助消化。

❀ 面制食品

面制食品是指以小麦面粉为主要原料制作的一大类食品。它们的制作主要是借助小麦面粉中面筋蛋白的特有性质，如形成的面团具有良好的黏弹性、延伸性和持气性是制作面包的基础。面制食品根据加工方式可分为焙烤食品和蒸煮食品两大类。面粉是面制食品的主要原料，面粉的性质是决定面制食品质量的最重要因素之一。面粉加工品质的主要影响因素是面粉中蛋白质的数量和质量，但面粉中的其他成分如碳水化合物、类脂和酶对面粉的工艺性能也有重要影响，而且各种面制食品的制作都是使用面团，面团的性质是面粉中各种成分所起作用的综合体现，因此可通过面团性质的测定来评价面粉的工艺性能。通常用吸水率、面团形成时间、稳定时间、弱化度和综合评价值这几个指标来综合评价面粉的工艺性能。

看 这里：带馅面食的好处

带馅面食如包子、饺子、烧麦、馄饨等，在享受美食时，人们同时也获得了更丰富的营养，相比于普通面食人体获得了更多的营养。因为它既是主食，又兼副食；既有荤菜，又有素菜，含有符合人体需要的多种营养素，并能起到各种营养互补作用，符合平衡膳食的要求。

其中，用面粉做的皮儿，可以不再是单一面粉，可以加一些蔬菜汁进行混合，制成外皮，这样含有多种维生素和微量元素，可以促进肠蠕动，使大便通畅。

用做馅料的食材，可以是大白菜、萝卜、扁豆等青菜，它们含量比较丰富，营养价值很高，而肉类馅料如猪肉或牛肉、羊肉可以补充优质蛋白。

此外，如果在馅中加些蘑菇、海带、黑木耳、葱、姜等食物。蘑菇类食物更是抗癌的好食品，葱姜等调料则有杀菌的作用。

打卤面

*材料/*黄花菜、木耳、香菇、大葱、鸡蛋各适量，小麦面粉500克，酱油、料酒、糖、盐、鸡精各适量。

做法/

1.将香菇、木耳、黄花菜泡发，洗净后香菇切丁，木耳撕小朵，将小麦面粉和好后擀成面条；大葱洗净，切花。

2.锅底放油烧热，下肉馅炒熟，然后放入葱花、香菇丁、酱油、料酒、糖、盐翻炒片刻，再放入木耳、黄花菜、鸡精，加入适量水同煮至沸腾，而后将鸡蛋液打入碗内，搅打均匀后淋入卤汤中，蛋花凝固后即可出锅。

3.将面条下沸水中煮熟，捞出过滤，即可配卤汤食用。

鸡丝凉面

*材料/*熟白斩鸡数块，面条、黄瓜、芝麻酱、香油、糖各1大匙，酱油2大匙；糙米面混合面粉后制成面条500克。

做法/

1.面条煮熟，捞出，放入冷水中冲凉，平铺在餐盘中。

2.白斩鸡切丝，黄瓜洗净、切丝，均放在煮好的面条上。

3.芝麻酱放入碗中加入香油搅匀，再加入酱油、糖及2大匙冷开水稀释，淋在鸡丝凉面上即可。

乳酪面包

*材料/*全麦面包2片，沙拉酱1匙，沙拉叶数片，乳酪片50克，黄瓜1/3条，盐、胡椒粉各适量。

做法/

1.在面包片上涂抹沙拉酱。将清洗过的沙拉叶和乳酪均匀铺在面包上。

2.接着先切下几个薄片的黄瓜，摆在起司上。再把剩余的黄瓜切成厚片，撒上盐和胡椒粉，铺在盘子的边缘及面包旁。

这样吃 全谷 就对了

米制食品是指以大米或大米粉为原料制作的各种食品，包括米面包、米糕点、米果、米线，米糕、汤圆、粽子、方便米饭、米酒、米醋、米饮料等。就米制食品的特性来说，有硬的、软的、油腻的、枯的、滑的、松脆的、干的以及多汁的。

米制食品是以大米为原料经过深加工得到的产品，一般而言，除少数产品（米糕、湿米线、米面包等）的储存性能较低外，大多数产品（方便米饭、保鲜米粉、米酒、米醋、米饮料、米果、冷冻汤圆等）在加工中都受到高温、脱水、冷冻、灭菌、加防腐剂或绝氧包装等特殊处理，具有一定的保质贮存期。消费者按照产品包装上的说明来存放食品，并在保质期前食用即可。

特别推荐 米类食品

黑芝麻汤圆

材料/糯米粉300克，黑芝麻300克，白砂糖150克，猪油少许。

做法/

1.黑芝麻炒熟，碾碎，拌上猪油、白砂糖，三者比例大致为2:1:2。

2.适量糯米粉加水和成团。

3.以软硬适中、不粘手为好，揉搓成长条，用刀成小块。

4.将小块糯米团逐一在掌心揉成球状，用拇指在球顶压一小窝，拿筷子挑适量芝麻馅放入。

5.用手指将窝口逐渐捏拢，再放在掌心中轻轻搓圆。

6.包好后有如山楂大小。

7.烧水至沸，包好的汤圆下锅煮至浮起即可食用。

小 食材 大 功效

乌发亮发。

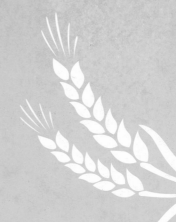

第四章

吃好全谷，缓解病痛、改善亚健康

高脂血症 ··· 认识高脂血症

　　高脂血症是血浆中有一种或几种脂质水平高于正常，可表现为高胆固醇血症、高三酰甘油血症或两者兼有的混合型高脂血症。现代人摄取高蛋白、高脂肪饮食越来越多，而且运动量逐渐减少，血中脂肪大量囤积，均为形成高脂血症的主要原因。

● 高脂血症的常见症状

　　高脂血症的症状表现：头晕、神疲乏力、失眠健忘、肢体麻木、胸闷、心悸等，有的患者血脂高但无症状，常常是在体检和化验血液时发现高脂血。另外，高脂血症常常伴随着体重超重与肥胖。

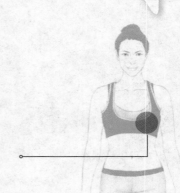

看 这里：日常生活提醒

○高脂血症的防治在于生活方式要有规律性，适当参加体育运动和文娱活动，不吸烟、不酗酒、避免精神紧张，并要保持良好的心态。
○45岁以上肥胖者、高脂血症家族史者、经常参加应酬者、精神高度紧张者，都属高发人群，建议每年应检查一次血脂。

对高脂血症患者，谷类应是每日能量的主要来源，应成为其每日膳食的基础。因此，要大力提倡发扬以"谷类为主"的中国膳食的良好传统，在谷类食物中，应提倡选用部分粗杂粮。粗细搭配，粗粮中可适量增加玉米、莜面、燕麦等成分，保持碳水化合物提供的热量占总热量的55%以上。

———— •➠ 膳食推荐 ⬅• ————

玉米什锦拌菜

材料/西蓝花100克，莴笋1段，胡萝卜、芹菜各1根，煮熟的老玉米1个，盐1/2茶匙，蘑菇精1/4茶匙。

做法/

1.煮熟的老玉米粒剥下来备用；西蓝花掰成小块，洗净。

2.胡萝卜、莴笋分别洗净、去皮，切丁；芹菜洗净、切丁。

3.锅内放水煮沸，放入食材汆熟，过凉水，放入盘中，加入蘑菇精、盐调味即可。

小 食材 大 功效

有助于降血脂，降低胆固醇。

玉米土豆蘑菇素汤

材料/玉米、土豆各1个，蘑菇1碗，芹菜2棵，盐、香油各少许。

做法/

1.玉米洗净，削下玉米粒；蘑菇洗净、切片；芹菜洗净、切成末。

2.洗净土豆去皮，切丁，放入搅拌机，倒入一碗水，搅成蓉。

3.把土豆蓉、玉米粒、蘑菇和4碗水倒入锅里，煮至熟。

4.加入芹菜末，煮沸，下盐和几滴香油调味，即可食用。

小 食材 大 功效

有助于降脂，减肥，排毒。

高血压

> ✚ 　　高血压是一种以动脉压升高为特征，可伴有心脏、血管、脑和肾脏等器官功能性或器质性改变的全身性疾病，它有原发性高血压和继发性高血压之分。高血压发病的原因很多，可分为遗传和环境两个方面。

⬇ 高血压的常见症状

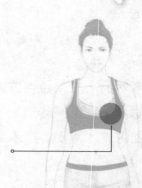

　　高血压的症状因人而异。早期可能无症状或症状不明显，仅仅在劳累、精神紧张、情绪波动后发生血压升高，并在休息后恢复正常。随着病程延长，血压明显地持续升高，逐渐会出现各种症状。

看 这里：日常生活提醒

○调畅情志。保持轻松愉快的情绪，避免过度紧张。可做操、散步等调节自己的神经。心情郁怒时，要转移一下注意力，通过轻松愉快的方式来松弛自己的情绪。最忌情绪激动、暴怒，以防发生脑出血。

○饮食有节。应节制日常饮食，少吃脂肪、甜食，肥胖者应控制食量及热量，减轻体重。饮食清淡，多食蔬菜、水果。

⊍ 吃对全谷降血压

全谷物食品富含纤维、钾、镁和叶酸，多吃全谷物食品，有助控制体重；增加钾摄入量，降低血压；降低胰岛素抵抗的风险。如果您已经血压偏高，多吃全麦食品可能有助于降低血压。美国膳食指南指出，成年人应每天至少吃85克全谷食品，相当于3片全麦面包。

❀❀❀ 膳食推荐 ❀❀❀

糙米百合粥

材料/糙米100克，百合50克，白糖适量。

做法/

1.鲜百合（或干百合30克）洗净、去皮，或是将干百合磨成粉，备用。

2.粳米淘洗干净，入锅内，加清水6杯，先置大火上煮沸，再用小火煮至粥将成。

3.加入百合或干百合粉，继续煮至粥，再加入糖调匀，待糖溶化即可。

⊙ 食材 ⊛ 功效

滋阴润燥，补虚。

薏米粳米粥

材料/薏米50克，粳米100克。

做法/

1.将薏米洗净，研成细粉；将粳米洗净，放入锅内，加水适量，置大火上烧沸。

2.改用小火熬煮，加入薏米粉末烧沸即成。

⊙ 食材 ⊛ 功效

健脾利湿。

糖尿病

由体内胰岛素分泌的绝对或相对不足而引起糖代谢紊乱为主的全身性疾病。糖尿病要早发现、早治疗。目前临床测定糖尿病的标准是按照世界卫生组织糖尿病专家委员会制定的标准，符合下列条件之一者即可诊断糖尿病：

1.有糖尿病症状（多尿、烦渴，原因不明的体重减轻及典型三多一少等），空腹血糖两次超过或等于7.8毫摩尔/升。

2.有糖尿病症状，一天内任何时候血糖超过或等于11.1毫摩尔/升。

3.疑有糖尿病者，应做口服8.75克葡萄糖耐量试验（OGTT），服糖后2小时血糖超过或等于11.1毫摩尔/升。

糖尿病的常见症状

主要表现为多饮、多食、多尿、消瘦等，同时还伴有蛋白质、脂肪代谢紊乱，特别是以脂肪代谢紊乱而引起酮症酸中毒、失水、昏迷等最为常见。

看 这里：日常生活提醒

○经常锻炼身体，少熬夜。糖尿病患者必须遵循"严格控制高血糖，坚持治疗达标"的原则，这是治疗糖尿病的根本保证。

○遵医嘱服药。糖尿病患者一定要根据医生开的处方按时按量服药，以稳定血糖。

吃对全谷降血糖

对于糖尿病患者来说，精白细软的口感不利于血糖控制，燕麦粒的弹性，以及杂豆皮层略需咀嚼的口感，对于控制餐后血糖上升都是有帮助的。糖尿病人宜选择各种杂粮豆、燕麦、大麦、糙米等混合制作的主食，餐后血糖就会容易控制，也不用担心出现饥饿和低血糖的情况。

❀❀❀ 膳食推荐 ◀◀◀

豆浆燕麦粥

材料/豆浆500克，燕麦片50克。

做法/先将豆浆与燕麦片加水一同放入锅中，用大火烧开，再转用小火熬煮成稀粥，以表面有粥油即成。

小 食材 大 功效

补虚润燥，控制血糖。

玉米粥

材料/牛奶250克，玉米粉50克。

做法/

1.牛奶倒入锅内，用小火煮开，撒入玉米粉，用小火再煮3～5分钟，并用勺不停搅拌，直至变稠。

2.将粥倒入碗内，搅匀，凉凉后即可。

小 食材 大 功效

控制血糖升高。

芹菜糙米粥

材料/芹菜末、糙米、盐各适量。

做法/糙米先泡水8小时，放入锅中加水煮熟，用少许盐调味，再加入芹菜末即可。

小 食材 大 功效

控制血糖。

香菇玉米粥

材料/香菇末10克，玉米面100克，盐适量。

做法/将香菇放入锅中加水煮熟，然后加入玉米面，继续煮，煮熟后用少许盐调味，即可。

小 食材 大 功效

控制血糖。

这样吃 全谷 就对了

低血压

原发性低血压指无明显原因的低血压状态，如生理性低血压和病理性低血压。继发性低血压指人体某一器官或系统的疾病所引起的血压降低，这种低血压可在短期内迅速发生，以致出现虚脱和休克的征象，称为急性低血压。

低血压的常见症状

原发性低血压多见于体质较瘦弱者，女性较多，多数患者没有自觉症状，只是在体检时才发现这种状况，少数患者有易疲劳、头痛、头晕、心悸或心前区不适等特征；继发性低血压，病因明确，常见于脊髓疾病、急性传染病恢复期、内分泌疾病、慢性消耗性疾病与营养不良、心血管疾病、降压药和镇静药的应用等方面。

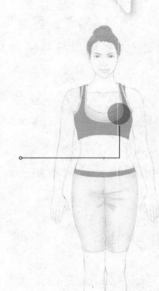

看 这里：日常生活提醒

○少吃多餐，不宜吃得过饱；餐后不要马上活动，可适当休息（20～30分钟）后再站起行走或干其他事。

○加强体育锻炼，提高机体调节功能。体育锻炼无论对高血压患者或低血压患者都是有好处的。

　　加强营养，荤素兼吃，合理搭配膳食，保证摄入全面充足的营养物质，使体质从纤弱逐渐变得健壮。多食补气血、温补脾肾的食物，如黑米、小米、大米，与高血压病相反，本病不宜选择降血压的食物。

膳食推荐

小米红糖粥

材料/小米、红糖各适量。

做法/

1.将小米淘洗干净，放入开水锅内，大火烧开后，转小火煮至粥黏稠。

2.食用时，加入适量红糖搅匀，再煮开，盛入碗内即成。

小食材 大功效

滋补身体，改善低血压。

小米红薯粥

材料/小米1杯，玉米渣半杯，红薯1根。

做法/

1.小米和玉米渣略淘洗后，加净水，大火煮沸后，转中小火。

2.红薯洗净，切成小块，加进煮开的小米粥里同煮。等小米和红薯都熬至软绵顺滑即可熄火。

小食材 大功效

健脾养胃，滋补身体。

大米南瓜粥

材料/南瓜1/3个、大米、糯米粉、冰糖各适量。

做法/

1.南瓜去皮，切块，用沸水隔水蒸8～10分钟，然后将南瓜压成面糊状。

2.锅内加凉水，大米、糯米粉放进后搅拌均匀，然后点火开煮，加冰糖，适时搅拌防止粘锅底。

3.开锅将南瓜放入，继续搅拌至开锅，再煮2～4分钟即可起锅。

小食材 大功效

祛湿养胃，滋阴润肺。

咳 嗽

咳嗽是人体清除呼吸道内的分泌物或异物时的反射性动作，在喉部或气管受到刺激时，人体会通过咳嗽把肺内的空气驱逐出来。咳嗽是人体保护呼吸系统的一种本能反应。咳嗽有有利的一面，也有有害的一面，它会把气管病变扩散到邻近的小支气管，使病情加重，长期剧烈咳嗽还会导致呼吸道出血。除了人体的保护性反应会引发咳嗽外，上呼吸道感染、支气管炎、肺炎、急性喉炎也都会引发咳嗽。此外，吸入花粉等异物、反复呼吸道感染、饮食、气温突变、紧张不安等精神因素也可引发咳嗽。

咳嗽的常见症状

引起咳嗽的情况很多，它的症状表现也各不同，一般有无痰（干咳）或少痰，常见于急性或慢性咽喉炎、喉癌、急性支气管炎初期等。有咳痰咳嗽，常见于慢性支气管炎、支气管扩张、肺炎等。此外，咳嗽还伴有发热、呼吸不畅、甚至是伴有耳鸣、咳血的情况。

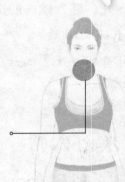

看 这里：日常生活提醒

○根据天气变化，注意增减衣物。
○经常室外活动，多从事能提高机体抵抗力和增加肺功能的运动，如慢跑、游泳、跳绳。

⊙ 吃对全谷减轻咳嗽

粳米、大米在出现肺热、咳嗽等症状时，具有很好的滋阴润肺的作用。

⋯⋯⋯⋯⋯⋯ 膳食推荐 ⋯⋯⋯

丝瓜粥

材料/丝瓜500克，粳米100克，虾米15克，姜、葱各适量。

做法/

1.丝瓜连皮洗净，切块备用。

2.粳米煮粥，将熟时加入丝瓜、虾米及配料。供早、晚餐食用。

小 食材 大 功效

有清热和胃，化痰止咳作用。

梨糖粥

材料/大米100克，梨1个，冰糖适量。

做法/

1.将梨洗净去核，切块；大米淘洗干净。

2.将大米放入锅内，加适量清水，用大火煮沸，再放入梨块和冰糖，用小火煮半小时即成。

小 食材 大 功效

此粥具有润肺止咳的功效，适于咳嗽患者。

银耳薏米汤

材料/薏米100克，银耳1朵，冰糖适量。

做法/

1.将银耳洗净，切碎；薏米淘洗干净。

2.将薏米放入锅内，加适量清水，用大火煮沸，再放入银耳和冰糖，用小火煮半小时即成。

小 食材 大 功效

此粥具有润肺止咳、利湿的功效，适用于咳嗽患者。

感 冒

感冒是人们常患的"小病"，因此，多数人认为感冒只是个小毛病，其实不然，小毛病也可能变成大问题，因为严重的感冒会引发肺炎。感冒，又称伤风，是由多种病毒引起的一种常见的呼吸道疾病，分为普通感冒和流行性感冒。

普通感冒一般是由受凉、暑热、过度疲劳等引发的，这些外界因素使呼吸道的防御功能降低，使已经存在或从外界侵入的病毒迅速繁殖。流行性感冒通常是由感冒病毒或细菌引起的，风寒会提高流行性感冒的发病率。

感冒的常见症状

打喷嚏、鼻塞、流鼻涕、喉咙痛痒、咳嗽、冷或发热、关节酸痛、全身不适。风寒感冒：无汗，鼻痒、喷嚏，鼻塞声重，流清涕，痰液清稀，肢体酸楚，苔薄白，脉浮紧。风热感冒：发热重，有汗，鼻塞浊涕，咯痰稠或黄，咽喉肿痛，口渴，苔薄黄，脉浮数有力。暑湿性感冒：畏寒、发热、口淡无味、头痛、头胀、腹痛、腹泻。流行性感冒：怕冷、高热、头痛、鼻塞、流涕、干咳、胸痛、恶心、食欲不振、全身酸痛。

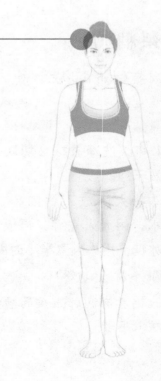

⊕ 吃对全谷改善感冒

感冒期间应该选择容易消化的流质饮食，如菜汤、稀粥、蛋汤等。饮食宜清淡少油腻，既满足营养的需要，又能增进食欲。可供给白米粥、小米粥，以清淡爽口为宜。

●━━ ⋙ 膳食推荐 ⋘ ━━●

葱白大蒜粥汤

材料/葱白500克，大蒜1头，大米200克，冰糖适量。

做法/

1.葱白洗净，切段；大蒜去皮，拍碎备用；大米淘洗干净。

2.将葱段、大蒜、大米一同放入锅中，加适量水煮沸，最后放入冰糖即可盛出。

⑴食材 ⑤功效

预防流行性感冒。

小米菠菜粥

材料/小米40克，菠菜200克，盐、鸡粉、香油、蒜泥各少许。

做法/

1.小米洗净后浸泡于冷水中约1小时，捞出沥干水分，备用。

2.煮一锅滚沸的水，放入小米煮约15分钟，至米芯熟透后捞出，沥干水分备用。

3.菠菜洗净切小段；另煮一锅滚沸的水，放入菠菜段烫熟，捞出沥干水分，加入做法2小米和所有调味料拌匀即可。

⑴食材 ⑤功效

滋补身体，增强免疫力。

消化不良

消化不良在日常生活中，是人们再熟悉不过的病症了，不仅儿童易患此病，成人也不能幸免。为此，掌握较好的调理改善法就成了当务之急。消化不良是由胃动力障碍引起的疾病，是由于营养物质不能充分地被小肠消化和吸收而造成的，表现为一系列与饮食相关的不适症状。

引起消化不良的原因很多，胃肠疾病、胃运动功能下降均可导致消化不良。胃肠疾病会使食管、胃、十二指肠的正常蠕动功能失调，而胃运动功能下降则不利于食物的输送。此外，患者的精神因素也是诱发消化不良的重要因素。

消化不良的常见症状

上腹痛、早饱、腹胀、嗳气、食欲不振、进食后有灼烧感、打嗝、恶心、呕吐，有些患者还会伴有失眠、焦虑、抑郁、头痛、注意力不集中等症状。

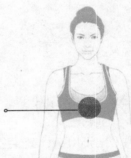

看 这里：日常生活提醒

○规律饮食，定时定量。
○早起空腹饮用稀释的柠檬汁。
○饭前喝汤，促进肠液的分泌，帮助消化。
○进食时细嚼慢咽，减轻胃肠负担。

⬇ 吃对全谷改善消化不良

建议多吃膳食纤维丰富的谷物，如糙米、燕麦、大米、粳米等。

〰〰 膳食推荐 〰〰

芹菜木耳粥

材料/ 大米200克，水发黑木耳30克，芹菜100克，盐适量。

做法/

1.把大米淘洗干净，放在清水中浸泡1小时。

2.接着把黑木耳去根、蒂后洗净，撕成小朵；芹菜去叶洗净，切末，备用。

3.把大米放入锅中，加入适量清水，用大火煮沸后改用小火，快熟时放入黑木耳和芹菜末一同熬煮10分钟左右即可。

4.米烂时，依据个人口味加入盐调味。

小 食材 大 功效

芹菜和黑木耳中含有丰富的膳食纤维，有助于润肠通便，改善消化不良。

燕麦粥

材料/ 燕麦、粳米各50克，白糖适量。

做法/

1.把粳米淘洗干净，放在清水中浸泡30分钟，备用。

2.把泡好的粳米放入锅中，加入适量清水，用大火煮沸后，改用小火再煮快熟后放入燕麦，和白糖再次熬煮10分钟。

3.当米烂粥稠时熄火即可食用。

小 食材 大 功效

促进胃肠蠕动。

慢性胃炎

慢性胃炎是一种常见疾病，指由各种不同原因引起的胃黏膜慢性非特异的炎症性病变。其发病率在胃病中高居榜首，常见的有慢性浅表性胃炎、慢性糜烂性胃炎和慢性萎缩性胃炎。

慢性胃炎是由各种不同的原因引起的，感染幽门螺杆菌、病毒，口腔、咽部的慢性感染，服用某些药物、胆汁反流、X线照射、长期饮用浓茶、浓咖啡等刺激性物质均可诱发慢性胃炎。长期紧张，生活不规律，气候、环境的变化，也可导致胃的神经功能紊乱，引发慢性胃炎。此外，一些病变，如尿毒症、溃疡性结肠炎等也可诱发慢性胃炎。

慢性胃炎的常见症状

慢性胃炎的症状与胃黏膜的病变程度并不一致，多数患者会有食欲不振、餐后饱胀、上腹隐痛、反酸等消化不良症状。

看 这里：日常生活提醒

○生活规律，忌过度劳累。
○加强体育锻炼，提高身体素质。
○保持心情舒畅，避免过度紧张。
○按时进餐，不过饥或过饱。

吃对全谷缓解慢性胃炎

慢性胃炎在饮食上应该以调养为主，多吃松软，或者流食，如米粥、松糕等。

---------------- ᴥ 膳食推荐 ᴥ ----------------

养胃粥

材料/粳米50克，大枣10个，莲子20克。

做法/

1.莲子用温水泡软、去心，粳米淘洗干净，大枣洗净。

2.三者同入锅内，加清水适量，大火煮开后，小火熬煮成粥。

3.根据个人口味调味后早晚食用。

小 食材 大 功效

养胃健脾，还可防治缺铁性贫血。

花生小米粥

材料/小米50克，花生仁50克，红小豆30克，桂花糖、冰糖各适量。

做法/

1.将小米、花生仁、红小豆放入清水中浸泡4小时，然后淘洗干净，待用，锅中注入适量清水，加入花生仁、红小豆煮沸后，改用小火煮30分钟。

2.放入小米，煮至米烂，花生仁、红小豆酥软，再加入冰糖、桂花糖即可盛出。

小 食材 大 功效

养胃健脾。

腹泻

腹泻是一种常见的消化系统疾病，俗称"拉肚子"，分为急性腹泻和慢性腹泻。急性腹泻一般多发于春秋两季。慢性腹泻是指在2~4周内反复发作或持续2个月以上的腹泻。

急性腹泻一般是由病毒感染、细菌感染、食物中毒、着凉等引起的，此外，消化不良，饮食无规律，食用不易消化的食物，食生冷食物致使胃肠功能紊乱等也会导致腹泻。与急性腹泻相比，慢性腹泻的诱因更为复杂，肠道感染性疾病、肠道非感染性炎症、肿瘤及小肠吸收不良等均可导致慢性腹泻。

腹泻的常见症状

大便次数增多；大便变稀或呈稀水状，形态、颜色、气味发生改变，有的会伴有脓血、黏液、胀气；大便时腹痛下坠，肛门灼痛。

看 这里：日常生活提醒

○少食多餐，逐渐过渡到正常饮食。
○多参加体育锻炼，增强抵抗力。
○注意防寒保暖，根据天气变化增减衣物。
○调节情绪，不要过度紧张。

吃对全谷改善腹泻

腹泻让身体处于虚弱的状态，也警示着胃肠出现了问题，全谷食物中的大米、小米等食物有助于补虚养身，缓解胃肠压力。

⟫⟫⟫ 膳食推荐 ⟪⟪⟪

白菜粥

材料/大米200克，白菜300克，葱丝少许，盐、鸡精各适量。

做法/

1.大米淘洗干净；白菜洗净，切细丝，备用。

2.锅内放油烧热，放入葱丝爆香后，放入白菜丝，炒至白菜丝将熟时，加入盐调匀后，盛出备用。

3.另取一锅，放入大米、清水，煮成粥后加入白菜丝，搅拌均匀。

小 食材 大 功效

清淡可口的白菜粥，最适合养胃。

鲜菇小米粥

材料/小米200克，平菇100克，盐适量。

做法/

1.将小米淘洗干净，用冷水泡30分钟；将平菇洗净，撕成细丝。

2.将小米放入锅中加水，先用大火煮开，然后用小火熬煮快熟时，放入平菇丝煮熟即可。

小 食材 大 功效

小米和香菇都是滋补身体的佳品，都具有养胃健脾的作用，适合腹泻者食用。

这样吃 全谷 就对了

中 暑

　　中暑是指在高温和热辐射的长时间作用下，机体体温调节功能失调，水、电解质代谢紊乱及神经系统功能损害的症状的总称。通常发生在夏季高温高湿天气，严重者可导致死亡。

　　高温是导致中暑的主要原因，其诱发因素包括环境温度过高、人体产热增加、热适应障碍、散热障碍、汗腺功能障碍等。

中暑的常见症状

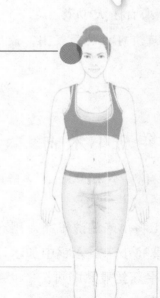

◎**先兆中暑：**包括头昏、头痛、口渴、多汗、全身疲乏、心悸、注意力不集中、动作不协调等症状，体温正常或略有升高。

◎**轻症中暑：**面色潮红、大量出汗、脉搏跳动快，体温升高至38.5℃以上。

◎**重症中暑：**包括热射病、热痉挛、热衰竭等症状。

看 这里：日常生活提醒

○改善劳动和居住条件，注意通风降温。
○调整作息时间，保证充分的睡眠和休息。
○适当的物理降温。
○加强个人防护，避免皮肤直接暴露在太阳下。

吃对全谷预防中暑

中暑患者大多脾胃虚弱，中暑患者应以清淡、易消化的饮食为主，在谷物方面，可以吃一些玉米粉、大米粥、小米粥之类的食物。

··ꙮ 膳食推荐 ꙮ··

冬瓜虾米粥

材料/冬瓜500克，粳米100克，虾米、盐各适量。

做法/

1.冬瓜去皮除瓤，切成小块；粳米洗净。

2.取锅上火，放入清水、粳米、冬瓜、虾米，大火煮沸后，再改用小火煮至成粥，以盐调味后食用。

小食材 大 功效

解暑除烦、止渴。

绿豆冰糖米糊

材料/绿豆50克，粳米10克，冰糖适量。

做法/

1.将绿豆、粳米淘洗干净，浸泡2个小时。

2.将二者放入豆浆机中，打成米糊。根据个人口味加入冰糖即可饮用。

苦瓜薏米汤

材料/薏米50克，苦瓜半根，冰糖适量。

做法/

1.将薏米淘洗干净，浸泡2个小时；苦瓜洗净，去瓤，切成块。

2.将二者放入锅中，煮汤。根据个人口味加入冰糖即可。

头 痛

头痛是一种常见的症状，可见于多种疾病，如感染性发热性疾病、高血压、颅内疾病、神经性头痛、血管性头痛等。

头痛的常见症状

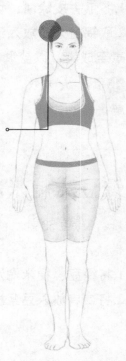

由于病因不同，其临床表现也有所不同，如常见的偏头痛也是一种血管性头痛，头痛开始时仅为轻度到中度的钝痛或不适感，几分钟到几小时后达到严重的搏动性痛或跳痛。紧张性头痛属于神经性头痛，多见于年轻女性，常表现为头部的前面两侧及后部、颈部疼痛，一般为持续性钝痛，有时头部有紧箍感或重压感，也可有痉挛牵扯性头痛，多为双侧性、持续性，同时还表现为紧张、焦虑、烦躁、头晕、失眠、记忆力减退、易激动等症状。一般而言，头痛时间常常发生在早晨醒来或起床后不久，随后会逐渐加重或持续数年不缓解。

看 这里：日常生活提醒

○一定要吃早饭，且避免食用辛辣、油腻食品。
○远离诱发头痛的食物，如巧克力、干酪、冰淇淋和咖啡等，这些食物通常具有诱发头痛的副作用。

这样吃 全谷 就对了

吃对全谷改善头痛

头痛的营养原则"须分内外虚实",外感所致属实,宜食用具有祛风、散寒、化湿、清热等功效的食物,外感以风为主,故强调具有祛风功效的食物。内伤所致多虚,饮食应以补虚为主,适宜采用具有益气升清、滋阴养血、益肾填精功效的食物,主食选择:粳米、黑米、紫米等。

·⋯→ 膳食推荐 ⋘·⋯

黑米粥

材料/黑米100克,红糖适量。

做法/

1.先将黑米洗净,放入锅内加清水煮粥,待粥煮至浓稠时。
2.再放入红糖稍煮片刻即可食用。

小 食材 大 功效

补虚益气,滋阴养血。

大米山药萝卜粥

材料/大米100克,山药20克,胡萝卜50克。

做法/

1.将山药去皮,洗净,用清水浸泡1夜,切成薄片;胡萝卜去皮,洗净,切成3厘米见方的薄片;大米淘洗干净备用。
2.将大米、胡萝卜、山药一同放入铝锅中,加入适量清水,先置大火上烧沸,再改用小火煮35分钟,盛出食用即可。

小 食材 大 功效

改善偏头痛。

失眠多梦

失眠多梦常由精神紧张，思虑过度，苦恼忧虑等引起。梦是正常的生理现象，而失眠多梦与深睡眠期时间短，睡眠深度不够、睡眠质量不高有密切关系。

失眠多梦的常见症状

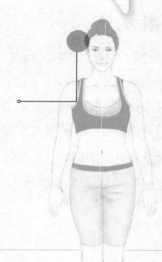

患者自感睡不实，睡眠浅不容易入睡，醒后不容易睡着。睡眠质量差，患者醒后仍有疲劳感。入睡困难，辗转难眠，另外，有的患者白天发困，但是晚上清醒，缺乏睡眠的真实感。

看 这里：日常生活提醒

○温水泡脚，能促进脚部血液循环，脚部血管扩张后，血液下行，能够减少脑部充血，从而达到消除疲劳的作用，这样就容易入眠。

○涌泉穴是肾经的井穴，用手摩擦这个穴位，可以让脑部血液下行，帮助睡眠。

○睡觉前，可以喝一杯牛奶，特别是睡眠不好的，可在睡前10分钟喝，使您更容易入睡。

○睡觉前不要做剧烈的运动，这样会让神经更加兴奋，更加难以入睡。

🔽 吃对全谷缓解失眠多梦

失眠患者应该多吃一些安神促睡眠的食物，在谷物方面可以多吃一些小麦、紫米、黑米食物，搭配红枣、枸杞、桂圆、莲子等。

············ ﹋ 膳食推荐 ﹋ ············

黑米莲子粥

材料/黑米100克，莲子20克，冰糖少许。

做法/共同煮粥，熟后加冰糖调味食之。

小 食材 **大** 功效

滋阴养心，安神补血。

莲子芡实粥

材料/莲子、芡实各60克、鲜荷叶1张，粳米100克，冰糖少许。

做法/将莲子用温水浸泡后去皮、心，芡实去壳，荷叶洗干净剪成块。再将粳米洗净入锅中，加入莲子、芡实、荷叶及清水适量，大火烧沸转小火煮成粥，加入冰糖调味，每日服2次。

小 食材 **大** 功效

养心安神，缓解因工作紧张造成失眠等症状。

粳米玫瑰粥

材料/粳米100克，玫瑰花（干）5朵。

做法/

1.粳米洗净，放入锅中，加水煮沸，然后放入玫瑰花，继续煮。

2.粥熟后，关火即可。

小 食材 **大** 功效

滋阴养心，安神。

便 秘

便秘是消化系统的一种常见症状，是粪便在肠内滞留过久，水分被过量吸收，致使粪便干燥、坚硬，从而导致排便困难，包括粪便干燥排出不畅和粪便不干亦难排出两种。

功能性便秘是由于生活规律改变、情绪抑郁、饮食因素、排便习惯不良、药物作用等因素导致的便秘，一般可以通过改善各种生活习惯而达到改善。

便秘的常见症状

大便干燥，排出困难；排便次数减少；腹痛、腹胀；食欲不振；伴有失眠，头晕、头痛，焦虑烦躁；严重的会造成痔疮、便血、肛裂。

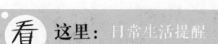

看 这里：日常生活提醒

○注意吃好早餐。
○养成良好的排便习惯。
○积极锻炼身体，增强肠胃活动。
○忌长期压力过大，心情烦躁。
○忌长期熬夜。
○女性清晨饮一杯温开水或淡盐水；睡前揉腹，刺激肠胃蠕动。

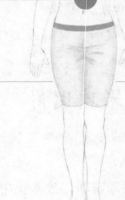

这样吃 全谷 就对了

吃对全谷改善便秘

　　主食不要太精过细，要注意多吃些粗粮和杂粮。因为粗粮、杂粮消化后残渣多，可以增加对肠道的刺激，利于大便排泄。

·········· ❀❀❀ 膳食推荐 ❀❀❀ ··········

玉米红薯粥

材料/ 玉米粒200克，红薯400克，白糖适量。

做法/

1.将红薯去皮、洗净，切成块；玉米粒洗净，备用。

2.锅置火上，加入适量清水，先放入玉米粒用大火煮开，再加入红薯块熬煮。

3.煮至将熟时，再转小火加入少许白糖煮至粥熟即可。

小 食材 **大** 功效

此粥含有大量膳食纤维，有利于改善便秘。

香芹燕麦粥

材料/ 燕麦片150克，芹菜50克，盐少许。

做法/

1.将燕麦片淘洗干净；芹菜择洗干净，切丁。

2.锅中倒入适量清水，放入燕麦片，用大火煮开，再用小火煮至软烂。

3.最后加盐，撒入芹菜丁略煮即可。

小 食材 **大** 功效

燕麦具有润肠通便的作用，有助于改善便秘。

痔 疮
认识痔疮

直肠下端黏膜和肛管皮肤下静脉（痔静脉）扩大和曲张所形成的静脉团，称为痔。痔的形成一般认为是静脉充血，血液瘀积，静脉内压力增高所致，多是由于静脉以外的原因所造成。痔有外痔、内痔、混合痔之分。

痔疮的常见症状

常见的症状主要有，大便时出血，无痛，血色鲜红，但出血量一般不大，便时肛门沉重、疼痛，多与排便不尽感觉同在，而且肛门周围经常感觉痛痒，甚至周围出现湿疹，患者极为难受。严重的情况还有流脓，粪便中带有血液或脓血。

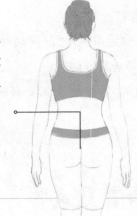

看 这里：日常生活提醒

○经常锻炼身体。能够增强机体的抗病能力，减少疾病的发生，而且还能调和人体气血，促进胃肠蠕动，对于痔疮有一定的预防作用。

○饮食合理。多食用蔬菜、水果、豆类等含维生素和纤维素较多的饮食，少吃辛辣刺激性的食物。

○多饮水。每天保证至少1500毫升的饮水量。

○晨起参加多种体育活动。如跑步、做操、打太极拳、骑自行车等都可以预防便秘。当有便意时不要忍着不去方便，因为久忍大便可以引起痔静脉出血。

这样吃 全谷 就对了

外痔位于肛门齿状线外，外肛管皮肤所覆盖，是直肠下静脉丛扩大曲张所致，表现为肛管皮下圆形或长圆形柔软的突出，有时破裂后血块凝结于皮下，则变为硬结节，血块吸收后常遗留纤维性皮垂。内痔发生在肛门齿状线以上，最常见的症状是无痛、便时出血、便秘、粪便干硬、大便次数增多，饮酒及摄入刺激性食物等是出血诱因。混合痔兼有内外痔双重特征，以直肠黏膜及皮肤脱出、坠胀疼痛、反复感染为主要症状。

·＊·⊙ 膳食推荐 ⊙＊·

香蕉蔬菜粥

材料/香蕉、绿色蔬菜各100克，粳米、糙米70克，盐适量。

做法/

1.香蕉去皮捣为泥，蔬菜切成丝。

2.糙米、粳米煮粥至熟时，加入香蕉泥和蔬菜。

3.煮沸后，加入食盐。

⊙ 小 食材 大 功效

缓解便秘引起的痔疮烦恼。

木耳粥

材料/木耳（白木耳或黑木耳）、燕麦各50克。

做法/

1.木耳用清水浸泡数小时。

2.燕麦洗净后混合木耳入锅，加水400毫升，用小火煮至米烂粥稠，再焖5~7分钟，每日晨起空腹温热食之。

⊙ 小 食材 大 功效

大便干结、便血及痔疮患者可以常食。

贫 血

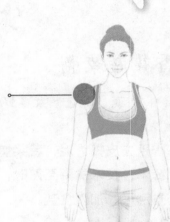

> 贫血是指人体外周血红细胞容量减少，低于正常范围下限的一种常见的临床症状。贫血是常见病，尤其是缺铁性贫血者最多。

贫血的常见症状

人体缺铁，影响体内血红蛋白的合成，病人会出现面色苍白、头晕、乏力、气促、心悸等症状。还会出现消化不良、腹部胀满、食欲减低、大便规律和性状的改变等。

看 这里：日常生活提醒

○经常保持乐观情绪：心情愉快、性格开朗，不仅可以增进机体的免疫力，而且有利于身心健康。同时还能促进骨髓造血功能旺盛起来，使得皮肤红润，面有光泽。

○养成科学健康的生活方式，如戒烟少酒、不偏食、不熬夜、不吃零食。

○保证充足的睡眠及充沛的体力，并做到起居有时，娱乐有度，劳逸结合。

这样吃 全谷 就对了

吃对全谷改善贫血

日常应多吃些富含"造血原料"的营养食物，吃一些补血的食物，在谷物方面可以吃一些黑米、紫米。

黑米桂花粥

材料/黑米100克，红豆50克，莲子、花生各30克，桂花20克，冰糖适量。

做法/

1.黑米洗净，浸泡6小时；红豆洗净，浸泡1小时；莲子洗净；花生洗净、沥干备用。

2.锅置火上，将黑米、红豆、莲子放入锅中，加水1000克，大火煮沸后换小火煮1小时；加入花生，继续煮30分钟。

3.加入桂花、冰糖，拌匀，煮3分钟即可。

小食材**大**功效

补血益气。

紫米核桃粥

材料/紫米、核桃各50克，红豆100克，小米、黑芝麻各20克，红枣8颗，红糖或者冰糖适量。

做法/

1.先将紫米洗净，和红豆单独用水浸泡一晚上；红枣将核取出。

2.将紫米、红豆连同泡的水，同小米、芝麻放入锅中，加水煮开。

3.接着放入红枣、核桃，煮至熟烂，根据个人喜好加入冰糖或红糖煮融化即可。

小食材**大**功效

补血益气，改善贫血。

这样吃 全谷 就对了

109

水 肿

水肿是由于体内增加太多水分，水液代谢障碍，排尿困难，而使水液停留在皮下组织的一种病症。体重增加的同时，会出现眼皮、脚踝、小腿等的水肿。

若从脸部开始水肿，继而扩大到全身时，患肾脏病的可能性很高。若从脚开始水肿，则可能是心脏病、低蛋白血症、肝硬化等。以上的水肿，外表可见肿起来，用指尖压迫，则出现凹陷指迹。眼睑、头皮处是很容易产生水肿的部位，它是血液中一部分水液从血管渗出停留在组织间隙所致。若用手压也不会凹陷，仍然水肿，可能是甲状腺功能低下或药物不良反应所引起的。

水肿的常见症状

水肿在初期从眼睑开始肿起，进而延到头面、四肢、腹背，甚者全身，轻者仅眼睑或足胫浮肿，重者全身皆肿，而且肿的地方按会凹陷下去，凹陷恢复很慢。如病症严重，还伴有胸腹水而见腹部膨胀，胸闷心悸，气喘不能平卧等症状。

看 这里：日常生活提醒

需要进食足够量的蛋白质。每天要保证摄入动物类食物及豆类食物，这类食物含有丰富的优质蛋白质。

⊕ 吃对全谷改善水肿

引起身体水肿，有时候是因为体内湿气过重，这个时候可以吃一些利水祛湿的谷物，如薏米。

·))) 膳食推荐 (((·

冬瓜薏米汤

材料/冬瓜1块、薏米100克，料酒、盐、鸡精、胡椒粉、姜片各适量，葱花少许。

做法/

1.薏米洗净，清水浸泡至发软；冬瓜去皮洗净，切块备用。

2.锅里加适量冷水，放入泡好的薏米、姜片、料酒，大火烧开，改小火煮10分钟，之后加入冬瓜块，再煮8分钟，调入盐、鸡精和少许胡椒粉，并撒上葱花，至冬瓜烂熟即可。可根据自己口味调成咸味或甜味即可。

小 食材 大 功效

消肿祛湿。

红豆粳米粥

材料/红豆50克，粳米100克，白糖适量。

做法/

1.红豆洗净，加水煮至半熟，放入粳米同煮粥。

2.以淡食为宜，加白糖调味食用亦可。

小 食材 大 功效

健脾益胃，利水，消肿。

痛　经

痛经是指月经来潮时或月经来潮前后，自觉小腹部疼痛难忍，痛感甚至牵扯到腰腿部。中医学属于经来腹痛、经行腹痛的范畴。

一是情志因素，女性精神紧张、惧怕经期疼痛。或者心情抑郁，甚至情绪不佳，暴怒等情况，导致肝气郁结，气滞血瘀，进而行经不畅，导致疼痛。

二是寒冷所致，日常不注意保暖，吃生冷刺激性食物较多，或者经期淋雨、游泳等，或者本身体质寒性，导致行经迟滞，行经不畅。

三是饮食习惯不当，造成脾胃受损，消化不畅，还有过度劳累导致身体虚弱。或者大病之后身体贫血，导致气血运行无力而痛经。

除此之外，还可能因为房事过于频繁，或者自身体质所致。

痛经的常见症状

痛经除了会出现腹部、腰腿部疼痛外，还伴有食欲不振、脾气暴躁、心烦意乱、身体倦怠等症状。

吃对全谷缓解痛经

中医认为，痛经多为肝肾亏虚、气血不足、寒邪滞凝、气滞血瘀所致，当以益气养血、补益肝肾、活血散寒、理气化瘀的食物为主，全谷食物可以选择黑米、大米配姜丝或者枸杞。

············ 膳食推荐 ············

枸杞黑米粥

材料/黑芝麻30克，大米80克，黑米20克，枸杞10克，糖桂花、冰糖各1勺。

做法/

1.所有材料洗净，枸杞泡软，黑米要提前浸泡2小时。

2.将水煮开后，放入大米和黑米、黑芝麻。用小火将粥煮得黏稠后，放入冰糖和枸杞再煮约15分钟即可。

3.吃时浇上一勺糖桂花。

小 食材 大 功效

滋养五脏，补养气血。

姜丝大米粥

材料/大米、糯米各25克，生姜5克，红糖适量。

做法/

1.大米和糯米分别淘洗干净备用。生姜洗净，去皮切丝，备用。

2.锅置火上，加水烧开，放入大米烧开。

3.将姜丝加入，改小火煮30分钟左右，至粥熟即可。

4.加入红糖至融化即可。

小 食材 大 功效

温里补虚。

脱 发

脱发是指头发脱落的现象。脱发分为生理性脱发和病理性脱发，生理性脱发处于一种动态平衡中，能够维持正常数量的头发，脱落的处于退行期或休止期的毛发。病理性脱发指的是头发异常或过度脱落。

脱发的原因很多，精神压力过大、内分泌失调、营养不良、新陈代谢异常、化学因素、细菌、病毒、寄生虫等各种病原体的感染、某些系统性或局部疾病、先天性发育缺陷等均可导致脱发。此外，脱发还与季节有关，夏季温度高，毛孔扩张易脱发，秋冬毛孔闭合不易脱发。

◐ 脱发的常见症状

掉头发；头发油腻；干枯发蓬、缺乏光泽；有黄色鳞屑或灰白色鳞屑。男性脱发一般变现为起初头顶部头发稀少，最后会发展到只剩下头后部，头两侧一圈稀疏的头发。

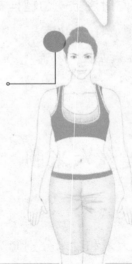

看 这里：日常生活提醒

○注意帽子、头盔通风。
○消除精神压抑感，不宜过度紧张。
○避免长时间使用电脑。

◉ 吃对全谷改善脱发

　　一些掉头发现象是肾虚引起的，这种情况也叫肾虚脱发，肾虚脱发可以吃一些补肾的食物来调节一下。此外，杂粮也是防脱生发的一类好食物，它的特点是能调节人体的消化功能、补充一些其他食物缺少的膳食纤维。脱发的人群可以吃一些黑米、糙米、燕麦食物。

〰〰 膳食推荐 〰〰

牛奶燕麦粥

材料/燕麦1杯，牛奶800克，香蕉2根，肉桂粉半茶匙。

做法/

1.香蕉去皮，切成片备用。牛奶加入燕麦，大火煮开。

2.转温火煮到燕麦软糯，加入香蕉片。

3.按个人口味撒些肉桂粉（可以不加）。

小 食材 大 功效

降脂，防油腻。

三黑粥

材料/黑芝麻、黑豆各10克，黑米100克。

做法/三者洗净，煮成粥。

小 食材 大 功效

乌发亮发，防脱发。

黑米黄豆浆

材料/黑米100克，黄豆20克。

做法/

1.二者洗净，泡1个小时。

2.将二者放入豆浆机中，加入适量的水，打成豆浆即可。

痤 疮

痤疮，又称青春痘、粉刺，是毛囊皮脂腺的慢性炎症性皮肤病。多发于青少年，女性发病一般早于男性。青春痘始于青春期，持续至成人期，30岁后逐渐稳定或痊愈。

痤疮发病主要与皮脂分泌过多、毛囊皮脂腺导管堵塞、细菌感染和炎症反应等有关。

痤疮的常见症状

常发于面颊、额部、颊部和鼻唇沟，其次是胸部、背部和肩部，油性皮肤更为严重。表现为粉刺、丘疹、脓包、囊肿结节。

◎**粉刺：**包括白头粉刺和黑头粉刺，数量少，不易察觉，用手可以触及含在皮肤中的米粒大的皮损。黑色粉刺挤出时可见白色半透明脂栓。

◎**丘疹：**由粉刺发展而来，皮损呈红色。

◎**脓包：**在丘疹的基础上形成，绿豆大小。

◎**囊肿结节：**炎症继续发展会形成大小不一的暗红色结节或囊肿，囊内可见血性胶冻状液体。

看 这里：日常生活提醒

○劳逸结合，调整心态，避免过度紧张。

○根据皮肤类型，选择合适的面部清洁剂和保湿剂，不过分去油脂。

⊙ 吃对全谷改善痤疮

痤疮有可能是因为体内火气和湿气太大引起，可选择全谷食物，如薏米、粳米、燕麦等。

━━━━━━━━━━ ⫷⫸ 膳食推荐 ⫷⫸ ━━━━━━━━━━

薏米粥

材料/薏米、大米各50克，蜂蜜适量。

做法/

1.将薏米和大米洗净后，浸泡2个小时。

2.锅中放入清水，用大火烧开，放入浸泡好的二米，半盖上锅盖，大火煮沸后改成中火煮20分钟即可。最后根据个人口味调入蜂蜜即可。

⑪ 食材 ⑤ 功效

薏米含有一定的维生素E，是一种美容食品，常食有助于消除粉刺、青春痘，改善肤色。

苦瓜粥

材料/苦瓜100克，冰糖20克，盐2克，粳米100克。

做法/将苦瓜去瓤，切成小丁，与淘洗干净的粳米一同入锅，加入适量的水，用大火烧开后，放入冰糖、盐，再用小火熬煮成稀粥。

⑪ 食材 ⑤ 功效

祛火，清心明目。

燕麦奇异果粥

材料/燕麦50克，奇异果1个。

做法/

1.将燕麦淘洗干净，备用；奇异果洗净去皮，切成丁块。

2.将燕麦放入锅中，加水煮成粥，然后再加入奇异果，拌匀即可。

肥 胖

所谓肥胖症，是由于人体脂肪积聚过多所致，当进食热量超过消耗量，而多余的营养物质主要转化为脂肪，储存于各组织及皮下，慢慢堆积形成肥胖，或因其他病理原因，增强了脂肪的储存，也可形成肥胖，或因食用药物而形成肥胖。

肥胖的常见症状

肥胖症主要分为单纯性肥胖症和继发性肥胖症两种。单纯性肥胖是包括先天性的肥胖和后天性由于饮食等造成的肥胖，表现为身体部位不均匀，体重和身高比重不协调。继发性肥胖是由于内分泌代谢异常造成的身体肥胖。

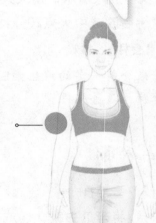

看 这里：日常生活提醒

○适当减低膳食热量。摄入热量低于消耗热量，负平衡时体脂逐步分解，体重逐步下降。
○逐步减少糖多、油大、营养价值不高的食品，如甜点心、油炸小吃、西式快餐、甜饮料等。
○多进行有氧锻炼，如步行、慢跑、有氧操、舞蹈、骑自行车、游泳、跳绳、爬楼梯等。
○建立健康的生活方式，合理营养，积极锻炼，充足的睡眠，善于调节心理压力，保持稳定情绪；不吸烟、不吸毒、不酗酒。

这样吃 全谷 就对了

吃对全谷改善肥胖

肥胖患者首先要控制体重，控制食量，建议多吃一些促消化，富含膳食纤维的食物，帮助降低脂肪的堆积。在全谷食物上，燕麦和糙米是首选。

------------------------------------ ❀❀❀ 膳食推荐 ❀❀❀ ------------------------------------

燕麦糯米粥

材料/燕麦、糯米、小米各50克，枸杞适量。

做法/

1.将糯米、燕麦片洗干净，用冷水浸泡30分钟。

2.煮锅加水，糯米、燕麦片入锅煮。烧开锅后转小火煮。其间要适时搅动，15分钟后，小米洗干净入锅同煮。其间还要适时搅动。

3.粥熟后加入枸杞，关火闷5～6分钟后盛出享用。

小 食材 大 功效

这是用小米、糯米、燕麦片作食材煮制的粥。这款粥具有安神助眠，养胃，减肥，降低胆固醇的作用。

糙米燕麦南瓜粥

材料/燕麦、糙米各50克，南瓜100克。

做法/

1.糙米、燕麦洗干净，用冷水浸泡30分钟。

2.煮锅加水，糙米和燕麦入锅煮。烧开锅后转小火煮。其间要适时搅动，15分钟后，南瓜洗干净，切块入锅同煮。其间还要适时搅动。

3.粥熟后即可盛出。

小 食材 大 功效

促进消化，减肥降脂。

更年期综合征*

更年期综合征是由雌激素水平下降而引起的一系列症状。大多数女性由于卵巢功能减退比较缓慢，机体自身调节和代偿足以适应这种变化，或仅有轻微症状。少数女性由于机体不能很快适应，症状比较明显，但一般并不需特殊治疗，日常生活中注意调理就能缓解症状。极少数症状严重，甚至影响生活和工作者，则需要药物治疗。

更年期的常见症状

更年期女性由于卵巢功能减退，垂体功能亢进，分泌过多的促性腺激素，引起自主神经功能紊乱，从而出现一系列程度不同的症状，如月经变化、面色潮红、心悸、失眠、乏力、抑郁、多虑、情绪不稳定、易激动、注意力难于集中等，称为更年期综合征。

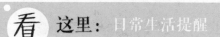

看 这里：日常生活提醒

○生活要有规律，起居有常、劳逸结合。保证足够的睡眠时间，避免过度疲劳。饮食以清淡而有营养为主，增加水果及蔬菜的摄入量。
○家人也应该了解更年期症状，对她们的行为或在情绪上发生的异常变化要充分理解。

注：*更年期的说法已废止，现用绝经期综合征。

女性更年期最为常见的疾病为月经的症状和心理症状，很多更年期患者还会出现失眠、心慌、盗汗等问题，但在治疗这些症状时患者往往忽略食疗的作用，其实通过食物就可以很好地缓解女性更年期的症状。可以多吃一些玉米、小米、燕麦的食物。

〰〰〰〰〰〰〰〰 ⋙ 膳食推荐 ⋘ 〰〰〰〰〰〰〰〰

小米胡萝卜粥

材料/小米50克，胡萝卜100克。

做法/

1.小米淘洗干净。

2.胡萝卜洗干净擦成丝，再切成小丁。

3.小米和胡萝卜丁一起放入锅中，添适量水，按下开关煮上约半个小时至熟，即可食用。

小 食材 大 功效

养胃安神，滋养身体。

玉米排骨汤

材料/玉米1根，胡萝卜100克，红枣、枸杞、醋、盐、香油各适量。

做法/

1.准备好红枣、枸杞；将玉米、胡萝卜切好、洗净。

2.排骨切块、清洗干净。

3.将准备好的排骨、玉米、胡萝卜、红枣、枸杞放入锅中。滴入2滴醋，起火炖30分钟左右。

4.最后出锅前加入盐、2~3滴香油调味即可。

小 食材 大 功效

营养身体，补益肝肾。

神经衰弱

神经衰弱是以慢性疲劳、情绪不稳、自主神经功能紊乱、精神易兴奋和易疲劳为主要特点，并伴有许多躯体不适症状和睡眠障碍的神经系统疾病。

失眠多梦的常见症状

失眠多梦、头昏脑涨、记忆力减退、精神不振等。有的患者还表现出易兴奋、烦躁、心跳加快、多汗、易手抖等症状。男性患者伴有遗精、阳痿及早泄，女性患者伴有月经不调、性功能减退等症状。

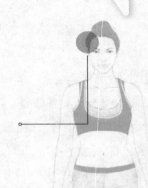

看 这里：日常生活提醒

○要乐观开朗，心胸开阔，凡事想得开、放得下。待人接物要随和，协调自己的人际关系，增强社会适应能力。

○生活有规律，工作有计划，劳逸结合，不过度紧张。适当参加太极拳、散步、慢跑、球类等体育锻炼。

○多吃含锌、铜的食物。含锌丰富的食物有牡蛎、鱼、贝壳类、动物肝和肾、奶及奶制品、苹果、核桃、花生等；含铜丰富的食物有乌贼、鱿鱼、河蚌、田螺、泥鳅、黄鳝、蟹、虾、蘑菇、蚕豆、玉米等。

🔱 吃对全谷改善神经衰弱

神经衰弱是很常见的一种神经类疾病，患者会出现失眠、抑郁、精神状态不佳等症状，所以合理的膳食可以帮助患者提高睡眠质量，有效改善神经衰弱的症状，需要吃一些养心安神，补脑健脑的食物，如粳米、黑米、小米、燕麦、玉米等。

·························· ❀❀❀ 膳食推荐 ❀❀❀ ··························

鲫鱼粳米粥

材料/鲫鱼1条，粳米60克，生姜、细盐少许。

做法/把鲫鱼、粳米、生姜下锅，加水后用大火煮开，用小火慢煮，熬成稠汤粥，加盐即可。

小 食材 大 功效

和胃健脾、补虚扶正，对神经衰弱、头晕眼花、心慌神疲有改善。

小米蔬菜粥

材料/小米、盐各适量，小白菜两棵。

做法/

1.小米提前淘洗干净，用水泡一会。

2.砂锅加入适量清水，大火烧开时放入小米。

3.大火烧开，盖盖并留一细缝，改小火熬。

4.小白菜洗净切成细末。

5.熬至小米粥变浓稠，将小白菜末倒入，加少许盐，关火盖盖闷一会即可盛出。

小 食材 大 功效

和胃安神。

手脚冰凉

手足尤其怕冷，这种情况，就是中医所说的"阳虚"，也就是一般俗称的"冷底"或是"寒底"。手脚冰冷与血液循环有很大的关系。一旦血液循环系统的功能出现障碍，就会影响血液运行输送，造成手脚冰冷的情形。

手脚冰凉的常见症状

天气变冷时，经常感觉到手脚冰冷，严重的时候甚至影响身体的其他不适，如容易感冒、女性痛经等情况。

看 这里：日常生活提醒

手脚冰凉的人应该常吃温补食物，如人参茶、姜母鸭、桂圆茶、黑芝麻、甜汤圆等，冬天吃不仅让身子暖，可以达到补身效果，改善手脚冰冷状况。

另外，手脚冰凉的人还可以每天泡脚，并且按摩涌泉、足三里、三阴交这几个穴位，对疏通经络，驱寒暖身有好处。

这样吃 全谷 就对了

124

对于经常手脚冰冷的情况，中医认为主要是身体虚寒，气血不足所致，因此，多吃一些温补的食物为好，全谷食物中，可以尝试吃一些黑米、紫米、大米食物，搭配红枣、羊肉、枸杞、桂圆等效果更佳。

·))) 膳食推荐 (((·

羊肉粥

材料/鲜羊肉250克，大米100克，葱、姜、盐各适量。

做法/

1.羊肉洗净、切片，大米洗净。

2.将羊肉切成小丁与大米、生姜、葱、盐同入锅，加水适量，以常法熬粥，至羊肉熟烂为度。

⑪食材 ⑪功效

补气养血，驱寒温身。

红枣紫米桂圆粥

材料/黑米30克，大米70克，红枣8个，桂圆干16颗。

做法/

1.黑米、大米淘洗干净，用清水浸泡半小时。

2.红枣和桂圆干用水冲洗干净。

3.黑米、大米加入到陶瓷煲中，加入适量清水，中火煮开，将红枣和桂圆干加入，转小火熬制45分钟左右。

⑪食材 ⑪功效

暖身温补。

这样吃 全谷 就对了

吃对全谷，扫除亚健康

❧ 了解亚健康

亚健康通常指的是身体虽然没有明显的疾病诊断，却表现出自体生活能力下降、社会适应能力减退、精神状态欠佳，这些不适症状有的是间隔出现，有的是持续存在，现在先进的医学无法做出明确疾病诊断，却实实在在影响到了我们的生活。

亚健康是一个范围很大的概念，包含着几个相互衔接的阶段，其中以疲劳、失眠、食欲不振、情绪不稳定为主要症状，现代医学上称为"轻度心身失调"，只要经过适当的调理，很容易恢复健康。

如果身体的失调继续发展，就会呈现出发展成某些疾病的高危倾向。这类人除了有上述的各种表现症状外，还可以出现持续疲劳、精力不支、频患感冒等症状，明显感觉反应能力和适应能力减退。这部分人被称为"潜临床"状态。

还有一部分人就是介于潜临床和疾病之间的，可称作"前临床"状态，是指身体某些器官已经有了病变，但是表现在外的症状还不是很明显，不容易引起人们的足够重视，或经过检查也查不出什么毛病。

亚健康对我们的身心有着重要的影响，它包含着心理亚健康和身体亚健康，据调查，我国处于亚健康状态的人群超过1/3，且在40岁以上的人群高发，而这部分人群中又以女性为多，她们常常表现得更为复杂错综，可为持续的内分泌失调、慢性疲劳综合征，各种不适症状持续时间较长。

那么，我们如何判断自己是否处于亚健康状态呢？以下的两个测试能帮助您找到答案。

测试一　心理亚健康的自我测试表

症状	是或否
1.记忆力下降、办事效率较低、优柔寡断、拖延症等	
2.对工作感到厌烦乏味，脑力劳动者常常感到力不从心	
3.容易泄气灰心，经常长吁短叹	
4.对发生在自己身边的事反应冷漠	
5.对人际关系非常敏感，总觉得周遭都在跟自己过不去	
6.非常固执，容易钻牛角尖；常常无故产生心烦意乱的情绪	
7.经常感到疲惫、精神不振，懒懒散散的	
8.长时间出现不良情绪，表现出性格孤僻，不愿意参与社交	
9.思维迟钝，不愿和陌生人相处、打交道，对突发事件常束手无策	
10.喜欢絮叨、重复自说自话	
11.个性急躁、偏激	

测试结果　以上11条当中，如果只是出现3条以内，说明你的情绪最近不太好，需要好好调整，做一些能让自己身心愉快的事情，放松一下自己。如果出现3～5条，说明你的心理可能出现了问题，你需要关注自己的心理是否存在亚健康；如果出现了6条以上，说明你的心理已经处于亚健康，你应该赶紧去找医生，确诊自己的身体状态。

测试二　身体亚健康的自我检测表

症状	是或否
1.早起发现枕头上掉落的头发较多，多达几十根以上	
2.健忘，经常走神发呆，有抑郁症倾向	
3.懒于应付上司和同事，工作效率低下，工作1小时左右就觉得胸闷气短	
4.失眠，无法进入深度睡眠状态，辗转反复，难以入睡	
5.食欲不振、哪怕是平时喜欢的食物也没什么胃口；稍微吃些冷的、辣的就便秘或溏泄	
6.体重有明显下降的趋势，早上起来，发现眼眶深陷，下巴突出	
7.感觉免疫力下降，春、秋季流感一来，自己必定患病	
8.颈椎不适感严重、血压低、耳鸣、视物不清	
9.性冷淡或者性能力下降	

测试结果　以上9条当中，如果自身症状已经符合了5条以内，就需要坐下来好好地反思你的生活状态，加强锻炼和营养搭配；如果自身症状已经符合了7条以上，就需要及时就诊，做一个全方位的体检，调整自己的心理，或是申请休假，好好休息一段时间。

提神醒脑

　　想要保持好精神，饮食也能帮助你哦。饮食是我们生活中必不可少的事情，也是非常有神秘性和实用性的一个重点生活内容，通过饮食的改变可以调节一个人的身体健康和心理特征，更能帮你创造出一个时刻活力四射的身体。美国一位心理学博士强调，管理精力、能量比管理时间，更能帮助人们健康平衡地活出自我，毕竟"时间是有限的，而活力可以创造"，尤其现代人特别注重养生，"吃"也就成为健康的第一关注。对于全谷食物推荐小麦食物，对醒脑提神有好处。

·)))) 推荐全谷食疗方 ((((·

小麦桂圆红枣粥

材料/小麦100克，大枣10个，桂圆适量。

做法/

1.将小麦洗净，浸泡片刻。红枣和桂圆洗净。

2.将三者放入锅中，加入适量的水，先大火煮沸，然后在小火慢慢煮，至粥熟。

3.最后关火，盛到碗中即可。

小 食材 **大** 功效

提神、滋补身体。

小麦南瓜粥

材料/小麦、南瓜各适量。

做法/

1.南瓜切成小段，去皮。

2.小麦放入电饭煲，加水熬。

3.半个小时后加进去切成块的南瓜。

4.继续煮15分钟，把南瓜搅碎，然后加进去枸杞，再煮5分钟即可盛出。

小 食材 **大** 功效

除烦醒脑。

缓解疲劳

　　疲劳又称疲乏，是主观上一种疲乏无力的不适感，上班族常处于超时工作、睡眠不足、压力巨大，极易产生疲劳感。除了保持良好的心态外，平时多吃些抗疲劳的食物，可以提高自我免疫力，减少疲劳感。主食中所含的主要成分碳水化合物是人体不可缺少的营养素，碳水化合物是最好最快的热量源，大脑所需能量只有葡萄糖，而碳水化合物是多糖物质，很快就能转化成葡萄糖。大多数白色食物，如大米等，蛋白质成分都较丰富，经常食用能缓解身体疲劳。此外，小麦被称为"五谷之贵"，中医认为它能养心安神、除烦去躁。

·🌾 推荐全谷食疗方 🌾·

小麦红枣粥

材料/小麦100克，大枣10个，糯米100克，饴糖（麦芽糖）100克。

做法/小麦、大枣、糯米加水煮2小时，放入饴糖即可。

小 食材 **大** 功效

安神，除烦。

玉竹麦冬粥

材料/玉竹20克，麦冬15克，百合30克，大米100克，冰糖适量。

做法/水煎玉竹、麦冬、百合，过滤取汁，大米煮粥，半熟后加入药汁，米烂汤稠时加入冰糖调味，分早晚温服。

疲劳已经是现代社会的一种常见现象，有些疲劳的表现症状是很微细的，易被忽视，以至已经陷入疲劳自己还不知道。疲劳症的早期是有信号的，我们可根据信号进行自检，以确定自己的疲劳程度与状况。

（1）早晨懒得起床。

（2）电车或公共汽车开来了，也不想跑着赶上去。

（3）上楼时常常绊脚。

（4）不愿与上级和外人见面。

（5）写文章或报告时，总爱出差错。

（6）说活声音细而短。

（7）不愿与同事们谈话。

（8）总托着脸呆想。

（9）过分地想喝茶或咖啡。

（10）不想吃油腻的食物。

（11）很想在饭菜上撒上辣味的调料。

（12）总觉得手脚发硬。

（13）眼睛睁不开。

（14）老是打哈欠。

（15）想不起朋友的电话号码。

（16）对烟酒过度嗜好。

（17）不明原因的肥胖或体重下降。

（18）容易泻肚子或便秘。

（19）想睡觉，但上床后却不易入睡。

测试结果：如果你有2点，说明疲劳是轻微的；如果有4点，就是中度疲劳，可称为慢性疲劳了；如果你有6点以上，那就是过度疲劳了，已经潜在了疾病，必须注意，必要时需要上医院检查。

这样吃 全谷 就对了

释放压力

　　随着社会的发展，生活节奏明显加快，随之而来的，还有压力。压力在一定范围内是有助于我们进步的，所谓压力就是动力。但是如果压力过大，就会对我们的身心造成影响，甚至会产生疾病，影响我们智力和能力的正常发挥。那么压力大的时候，我们该怎么办？

　　压力其实是一个信号灯，说明我们需要面对和调整一些东西。找到产生压力的真正原因，积极地面对而非逃避压力，化压力为动力。推荐食用富含B族维生素的全谷食物，如小米，许多营养学家将B族维生素视为减压剂，它可调节内分泌，平衡情绪，松弛神经。

·◍❀◍· 推荐全谷食疗方 ◍❀◍·

小米南瓜枸杞粥

材料/小米、南瓜、枸杞各适量。

做法/

1.南瓜切成小块，去皮；小米先下入电饭煲。

2.半个小时之后加进去切成块的南瓜。继续煮15分钟，把南瓜搅碎，然后加进去枸杞，再煮5分钟即可。

小 食材 大 功效

养心补虚。

香蕉燕麦奶昔

材料/香蕉1根，免煮麦片1勺，牛奶1袋。

做法/

1.香蕉剥去外皮同时去除内部的白丝，然后切成小块。

2.把香蕉块、牛奶和麦片一同放入搅拌机中，混合均匀即可。

小 食材 大 功效

舒缓压力，放松心情。

小米山药桂圆粥

材料/小米50克，山药20克，干桂圆肉10克，枸杞适量。

做法/

1.锅里倒水、大火烧开，小米淘洗干净；枸杞用温水泡开；山药去皮，切块。

2.水开后下入小米、山药、桂圆肉、枸杞，改小火煲约25分钟，期间用木铲子搅拌、防止沉底粘锅，等粥熟即可。

小 食材 大 功效

养心补心。

牛奶小米糊

材料/牛奶1袋，小米50克。

做法/小米淘洗干净，把牛奶、小米和水一同放入搅拌机中搅匀即可。

小 食材 大 功效

舒缓压力，放松心情。

看 这里：日常如何释放压力

○运动，让你整个人震动或舞动，很快就可以提振精神，最好有规律性的运动，因为运动是纾解压力最好的方法。另外，每天赤脚在草地上走，就可以释放压力。

○睡眠，睡眠是非常好的方法。但是，现代人普遍睡不好觉。睡眠品质越好，压力释放的速度越快。可是不要等全身非常累了再去睡，很容易睡不着。

○饮食，不要吃有刺激性的食物，越吃这些食物，会使交感神经亢进，有时会刺激身体所有的功能处于警戒状态。

○晒太阳，日光有治疗的功效。很多抑郁症患者都不爱晒太阳，平常多晒太阳，身体的抗体会增加。

这样吃 全谷 就对了

133

排毒养颜

　　环境污染日益严重，现代人越来越重视自身排毒养颜的健康，专家指出，只有及时排除体内的有害物质及过剩营养，保持内环境的清洁，才能保持身体的健康和肌肤的美丽。

　　健康的身体从排毒做起，而"排毒养颜"的方式和方法不同，因为不同的人群有着不同的工作压力和体质，找到适合自己的排毒养颜办法，这样才会达到排毒养颜目的。

　　宿便是人体肠道毒素的根源，会重新侵入身体，降低人体免疫力，长期便秘的女性经常会长痘痘。有道是"一日不排便，胜抽三包烟"。平时的日常生活中可以多吃一些含纤维质的食物，含粗纤维的食品能促进肠蠕动，消除宿便，如糙米、全麦、燕麦等。

❀))) 推荐全谷食疗方 (((◀◀◀ ❀

土豆粥

材料/土豆100克，大米50克。

做法/

1.将土豆去皮，洗净，切粒。

2.与大米同放入锅中，加清水适量煮粥服食。

小 食材 大 功效

解毒通便。

海带燕麦粥

材料/燕麦100克，海带20克。

做法/

1.二者洗净，燕麦泡1小时，海带洗净，泡发。

2.将二者放入锅中，加入适量的水，煮成粥即可。

小 食材 大 功效

排出身体毒素。

南瓜杂粮粥

材料/南瓜、糙米、玉米糙、小米、大米各15克，紫菜适量。

做法/

1.糙米提前浸泡12小时，南瓜去皮、去籽，切成丁状。

2.将所有食材（除紫菜）放入锅中，加入适量水。

3.大火烧开后，转小火煮。

4.煮至粥八成熟时，倒入紫菜，用筷子划开着煮。

5.煮至粥完全熟时即可关火。

小 食材 大 功效

改善便秘，排出宿便毒素。

红豆杞枣粥

材料/红豆60克，糙米150克，小米50克，红枣8个，枸杞1勺。

做法/

1.红豆、糙米洗净，泡水2小时。

2.将红豆先放入锅中，加水，以中小火煮30分钟，再将其他材料放入锅中，以大火烧开后转中小火煮30分钟即可。

小 食材 大 功效

增强肠道蠕动，促进排便。

看 这里：排毒三误区

○不能光依赖排毒产品而不运动，流汗也是代谢废物的方式。

○断食不等于排毒，反而会让新陈代谢能力减缓。

○吃排毒产品要清楚来源，如果制作过程中添加了非自然的防腐剂、人工调味料等，不但毒没排掉，反而会加速累积。

这样吃 全谷 就对了

调和脾胃

　　中医认为人体的气血是由脾胃将食物消化吸收而来，故脾胃乃后天之本。然而生活中的饮食不节、忧思郁怒、偏食偏嗜、饥饱不均等都可能伤及脾胃。

　　脾与胃通过经脉相互络属而构成表里关系。胃主受纳，脾主运化，两者之间的关系是"脾为胃行其津液"，共同完成饮食物的消化吸收及其精微的输布，从而滋养全身，故称脾胃为"后天之本"。

　　脾主升，胃主降，相反相成。脾气升，则水谷之精微得以输布；胃气降，则水谷及其糟粕才得以下行。《临证指南医案》说："脾宜升则健，胃宜降则和。"胃属燥，脾属湿，胃喜润恶燥，脾喜燥恶湿，两脏燥湿相济，阴阳相合，方能完成饮食物的传化过程。

　　由于脾胃在生理上的相互联系，因而在病理上也是相互影响的，如脾为湿困，运化失职，清气不升，即可影响胃的受纳与和降，可出现食少、呕吐、恶心、脘腹胀满等症。反之，若饮食失节，食滞胃脘，胃失和降，亦可影响脾的升清与运化，可出现腹胀泄泻等症。《素问·阴阳应象大论》说："清气在下，则生飧泄；浊气在上，则生䐜胀。"这是对脾胃升降失常所致病证的病理及临床表现的概括。

红枣小米粥

材料/红枣10个，小米30克。

做法/

1.先将小米清洗后上锅用小火炒成略黄。

2.然后加入水及红枣，用大火烧开后改小火熬成粥食用。

小 食材 大 功效

适用于消化不良伴有厌食的脾虚小儿。

胡萝卜燕麦粥

材料/胡萝卜5根，燕麦片125克。

做法/

1.先将胡萝卜洗净，切丝。

2.再将燕麦加清水适量，大火烧开后加入胡萝卜丝，改小火熬煮15分钟左右，煮成稀粥，可早、晚餐食用。

小 食材 大 功效

消渴多饮、食欲不振、消化不良等症的辅助食疗。

山药大枣栗子粥

材料/山药15克，栗子50克，大枣2个，粳米100克。

做法/

1.把大米淘洗一下，泡30分钟

2.把栗子洗净中间滑一刀，放锅里煮开5分钟。然后捞出用冷水激一下，剥去栗子的外壳，把栗子切碎丁。把山药去皮切成小颗粒状待用。

3.把材料全部放进褒锅大火烧开然后用小火慢熬20分钟至粥熟。

小 食材 大 功效

和胃健脾。

萝卜牛肉汤

材料/萝卜、牛腱肉各200克，红枣8个，姜2片，盐、料酒适量。

做法/

1.将牛腱洗净，切成条块状备用；将牛腱汆烫后捞起备用；将萝卜洗净后切块备用；

2.把水煮开后，放入牛腱、萝卜、红枣及姜片、料酒，以中为炖煮1.5小时，然后再加入盐调味，继续煮片刻即可。

小 食材 大 功效

补益脾胃。

这样吃 全谷 就对了

滋阴补肾

　　肾位于腰部脊柱两侧，左右各一。《素问·脉要精微论》说："腰者，肾之府。"肾的主要生理机能是：主藏精，主水，主纳气。由于肾藏先天之精，主生殖，为人体生命之本源，故称肾为"先天之本"。肾精化肾气，肾气分阴阳，肾阴和肾阳能资助、促进、协调全身脏腑之阴阳，故肾又称为"五脏阴阳之本"。

　　中医认为，肾为脏腑之本，十二经之根，先天之本在于肾。肾虚指肾的精、气、阴、阳不足，分为肾阴虚和肾阳虚，需要根据不同的症状调治。肾虚多为长期积累成疾，切不可因急于求成而用大补之药，或者用成分不明的补肾壮阳药物，而应慢慢调理。补肾，是指通过饮食、药补、健身运动、针灸、按摩等手段达到改变肾虚的状态。在全谷食物中应该多食黑色素含量高和温补性食物，如黑米、大米、粳米等。

看这里：如何养肾

○保持良好的作息习惯，尽量避免熬夜。
○少吃辛辣或者刺激性食物。
○积极参加户外运动，放松心情。
○合理安排性生活次数，避免纵欲过度。
○不要给自己太大的压力，学会合理减压。
○过度苦寒、冰凉的食物易伤肾。

黑米黑豆黄豆豆浆

材料/黑米、黑豆、黄豆各50克。

做法/

1.将三者洗净，浸泡半个小时。

2.将三者放入豆浆机中，打成豆浆即可。

小 食材 **大** 功效

补肾益气。

虾米粥

材料/虾米30克，粳米100克，食用油、盐、味精各少许。

做法/先将虾米用水浸泡30分钟，与洗净的大米同入砂锅煮粥，食用时加入调味品即可。

小 食材 **大** 功效

养肾强肾，补钙壮骨。

栗子粥

材料/栗子150克，粳米100克，冰糖适量。

做法/

1.将栗子洗净，切口。

2.放入开水中煮2～3分钟，剥去壳、膜。

3.锅中加水，放入粳米，大火煮沸后改用小火，加入栗子，煨烂成粥。

4.再加冰糖，待冰糖溶化即可。

小 食材 **大** 功效

补养肾气。

枸杞参粥

材料/人参1克，枸杞适量，大米50克。

做法/

1.将大米淘洗干净，锅内放入清水并煮开，下大米煮20分钟。

2.放入人参及枸杞继续煮15～20分钟。

小 食材 **大** 功效

改善疲劳及肾虚。

养心安神

　　养心，即保护心脏。常保持心理平衡的人五脏淳厚，气血匀和，阴平阳秘，所以能健康长寿。中医认为，喜伤心，过喜的异常情志可损伤心。常出现心慌、心悸、失眠、多梦、健忘、多汗、胸闷、头晕、头痛、心前区疼痛，甚至神经错乱，喜笑不休、悲伤欲哭，多疑多虑，惊恐不安等症状，可导致一些精神、心血管方面的疾病发生，严重者还可危及人的生命，如大喜时造成中风或突然死亡，中医称之为"喜中"。故情绪方面，不宜过喜。在饮食方面，养心安神推荐的谷物类食物有：小米、大米、麦子、燕麦等。其中，特别是小米，含有丰富的色氨酸，色氨酸能促使大脑神经细胞分泌出一种使人欲睡的血清素——5-羟色胺，它可使大脑思维活动受到暂时抑制，起到维持镇定与促进睡眠的作用。小麦有养心神、益心气的作用，适宜神经衰弱、神志不宁、失眠等。糯米有补气血、暖脾胃作用，适宜一切体虚之人及神经衰弱者食用，可煮稀饭，或与红枣同煮稀粥，能滋润补虚、温养五脏、益气安神。

看 这里：日常养心经

○尽量保持安静，避免过分哭闹，保证充足的睡眠。
○生活要有规律，宜动静结合，晚上睡眠一定要保证，以减轻心脏负担。
○心功能不全的人往往出汗较多，需保持皮肤清洁，夏天勤洗澡，冬天用热毛巾擦身，勤换衣裤。

桂圆燕麦粥

材料/桂圆肉30克，红糖20克，纯燕麦片100克。

做法/先将桂圆肉与燕麦一同入锅，加水1000克，用大火烧开后再用小火熬煮成稀粥，调入红糖即成。

小 食材 大 功效

健脑益智，并可用于心脾虚损，气血不足引起的失眠健忘、惊悸等症的辅助食疗。补血养心，安神益智。

山药茯苓粥

材料/山药50克，茯苓15克，粳米100克，冰糖适量。

做法/

1.将山药洗净，切成块，茯苓磨成末，备用。

2.粳米淘净，加水，大火烧沸后，加入山药块，转用小火慢熬至粥将成时，加入茯苓末和冰糖，至冰糖熬熔，调匀即可。

小 食材 大 功效

宁心安神。

小麦红枣米糊

材料/小麦50克，大米70克，红枣适量。

做法/

1.将小麦、大米洗净。红枣去核，洗净。

2.将三者放入到豆浆机中，放入适量的水，打成米糊。

小 食材 大 功效

补气，安神。

荷叶莲子粥

材料/荷叶1张（鲜、干均可），莲子50克，粳米或小米100克，白糖适量。

做法/先将荷叶煎汤去渣，把莲子、洗净的粳米或小米加入荷叶汤中，同煮为粥，出锅前将白糖入锅即可。

小 食材 大 功效

清热解暑，宁心安神。

这样吃 全谷 就对了

141

滋阴润肺

　　中医学认为，肺主气，司呼吸，是人体赖以维持呼吸的重要器官。所谓"肺主气"，是指人身之气皆为肺所主，由于体内上下表里之气为肺所主，所以《素问》说："诸气者，皆属于肺"。肺为"娇脏"，易受外邪侵袭，恶燥怕寒。外邪侵犯人体，不管从口鼻吸入，还是由皮肤侵袭，都易伤肺致病。那么养肺润肺可以从一下几个方面入手。

　　滋燥润肺：肺喜润而恶燥，燥邪最伤肺。孙思邈在《千金要方》中提出："夏七十二日，省苦增辛，以养肺气。"秋季的饮食应贯彻"少辛增酸"与"防燥护阴'的原则，对于全谷食物适当多吃些糯米。

　　防忧伤肺：人常悲秋，到了深秋时节，面对草枯叶落、花木凋零的景象，在外游子与老年人最易引起悲伤感，使抗病能力下降，致各种疾病多发或加重。因此，秋季应特别注意保持内心平静，以保养肺气。

　　补脾益肺：中医非常重视增补脾胃以使肺气充沛。故平时脾胃、肺气虚衰之人，宜进补人参、黄芪、山药、大枣、莲子、百合等搭配大米、粳米等全谷食物，以补脾益肺，增强抗病能力。

　　通便宣肺：中医认为，肺与大肠相表里，若大肠传导功能正常则肺气宣降。若大便秘结，则肺气受阻，致咳嗽、气喘、胸中憋闷等症加重，故通便、保持肺气宣通，是益肺保健的重要方面，可以吃一些助消化，润肠的全谷如燕麦。

川贝雪梨粥

材料/川贝母12克,雪梨1个,粳米50克。

做法/

1.把川贝洗净,去杂质。

2.雪梨洗净,去皮和核,切成1厘米见方的小块。

3.粳米淘洗干净。把大米、川贝母、梨放入锅内,加水500毫升。

4.把锅置大火上烧沸,改小火再煮40分钟即成。

小 食材 大 功效

滋阴润肺。

百枣莲子银杏粥

材料/百合30克,大枣20个,莲子20克,银杏15粒,粳米100克,冰糖适量。

做法/

1.上述材料洗净,将莲子放入锅中加水先煮片刻,再放入百合、大枣、银杏、粳米同煮。

2.煮沸后,改用小火至粥稠时加入冰糖稍炖即成。

小 食材 大 功效

滋阴润肺。

木瓜银耳燕麦羹

材料/木瓜半个,燕麦50克,干银耳5克。

做法/

1.燕麦洗净,用清水浸泡2小时;干银耳用清水泡发后洗干净,去掉根部,撕成小朵;木瓜去皮、去籽,切成滚刀块。

2.将泡好的燕麦和银耳放入砂锅中,大火煮开后转小火炖1小时,至燕麦、银耳软烂。

3.然后将切块的木瓜放入,继续炖15分钟即可。

小 食材 大 功效

滋阴润肺。

调肝理气

中医认为，肝气疏泄条达则气色红润，神清气爽。肝脏是人体不可或缺的一个"化工厂"。肝脏是身体重要的排毒器官，肠胃道所吸收的有毒物质，都要在肝脏经过解毒程序变为无毒物质，再经过胆汁或尿液排出体外。如果肝脏长期超负荷工作，太多的身体毒素无法及时排解出去，反映到人的皮肤上就是脸色暗哑、色素沉淀。

中医强调，人要经常疏肝气、清肝毒、降肝火、养肝血，疏肝气可使全身气机疏泄通畅，体内不郁则面上无痘；清肝毒可化解消除体内污染，体内无毒则脸无暗色；降肝火可使体内阴阳平衡，体内不焦则皮肤滋润不燥；养肝血可以滋养全身脏器，肝血充盈则体表光泽有弹性。修复受损肝脏，使全身气机疏泄条达，全身气血顺畅运行，以达到疏肝养颜目的。

❀❀❀ 推荐全谷食疗方 ❀❀❀

玫瑰花粥

材料/大米250克，玫瑰花15克。

做法/将大米、玫瑰花分别淘洗干净，一同加入清水锅中，熬煮成粥即可。

小 食材 大 功效

理气解郁，活血化瘀，调经止痛。

枸杞粥

材料/枸杞30克，粳米100克。

做法/将两者洗净，放入锅中加水适量，同煮成粥。

小 食材 大 功效

滋补肝肾，明目补虚。

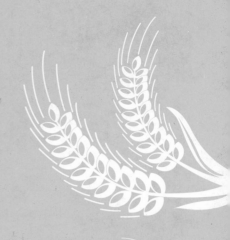

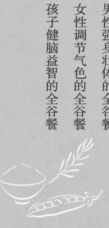

第五章

吃好全谷餐，全家齐分享

中老年人的养生全谷餐

世界卫生组织关于健康的定义："健康是一种在身体上、精神上的完满状态，以及良好的适应力，而不仅仅是没有疾病和衰弱的状态。一个人进入中年之后，随着生理功能的衰退，身体很有可能开始出现各种疾病，影响身体和精神上的完满状态。所以想要中老年人身体好，就必须从日常生活饮食开始。

中老年人由于机体形态与功能发生了一系列变化，对于食物营养的需要有其特殊的要求。为了适应这些变化应供给合宜的平衡膳食。营养平衡对于维持中老年人的健康起着重要作用。对于全谷食物，推荐吃一些黑米，黑米外表墨黑，营养丰富，有"黑珍珠"和"世界米中之王"的美誉，尤其适合腰酸膝软、四肢乏力的老人，故黑米又有"药米"之称。将黑米熬成清香油亮、软糯适口的黑米粥，易消化吸收，还具有很好的滋补作用。

·ᗡᗡᗡ 推荐全谷食疗方 ᗞᗞᗞ·

黑米黑豆粥

材料/黑米50克，黑豆10克。

做法/

1.将黑米和黑豆淘洗干净，放入碗中，加水浸泡一个小时。

2.将浸泡好的黑米和黑豆以及浸泡的水一同放入锅中，然后在加入适量的水，开火煮粥，待粥熟后，即可食用。

小 食材 **大** 功效

促进消化，预防便秘。

核桃枸杞黑米小米粥

材料/黑米、小米各50克，核桃、枸杞、冰糖各适量。

做法/

1.将小米和黑米淘洗干净，倒入砂锅中，加入核桃，开烧。

2.烧开后转小火慢炖，砂锅盖子下面卡根筷子，防止溢锅。

3.烧开后煮15~20分钟，加入洗干净的枸杞，再小火煮5分钟即可。

4.关火，加冰糖调味，也可不加。

小 食材 大 功效

暖肝健脾。

看 这里：中老年人的饮食四要点

○以吃粥为主。俗话说：老人吃粥，多寿多福。一来吃稀粥比较容易消化，不容易引起"误吸"的问题，也不容易引起消化道疾病。另一方面，粥比较容易搭配山药、枸杞等食材，营养比较容易释放在粥里。

○以素食为主。但这并不意味着不能吃肉，而是要荤素搭配。饮食品种要多，要吃得杂、吃得全面，才能使人体所需营养均衡，保障身体健康。

○少盐、少油、少糖。盐跟高血压的关系非常密切。食物偏咸或者油腻吃得过多，较易引起中风、糖尿病、高脂血症等疾病。多吃糖，易使胃肠道出现胀气，从而影响身体对营养物质的吸收。另外，老年人新陈代谢较慢，若吃糖过多，会使多余的糖分转化为脂肪而导致肥胖，并可诱发糖尿病。

○要吃得慢。人到老年后，胃肠功能减弱，而慢食的人，食物经过充分咀嚼，更容易消化。特别是有过中风经历的病人，往往吞咽反射迟钝，因此吃饭一定要放慢速度，并且集中注意力，以免发生意外。

这样吃 全谷 就对了

男性 的强身壮体全谷餐

　　生活节奏的加快使得人们的压力越来越大，不论是生活上的压力还是工作上的压力，都把人的身体给累垮了。再加上现在的人们不良的生活习惯，经常熬夜、喝酒、抽烟等。这些不良的生活习惯会加重男性体质的酸化进程。所以，日常生活的规律性显得尤为重要，而大多数男士偏偏不注重饮食。合理科学的饮食有利于身体的保养，特别是多吃全谷食物，对健康大有裨益。

·◦ 推荐全谷食疗方 ◦·

白术山药粥

材料/怀山药、薏米各30克，莲子肉15克，大枣10个，小米200克，白糖少许。

做法/

1.山药切细条，莲子去心，红枣去核。

2.淘洗干净后与小米共煮成粥，粥煮熟后加白糖调匀即成。

小 食材 大 功效

健脾益气。

核桃枸杞粥

材料/核桃仁50克，枸杞20克，糯米100克，白糖适量。

做法/

1.核桃仁捣成末，与枸杞、糯米一同下锅。

2.再加入适量清水，大火煮沸后，用小火煮成稠粥，加入白糖调味即成。

小 食材 大 功效

补肾益精，壮腰强骨。

女性 的调节气色全谷餐

《黄帝内经》提示：五脏健康，容颜才美，其中的奥妙就是美丽可以吃出来，就看你会不会吃。爱美的女人，最佳的美容方法不是靠外在的化妆品，而是把身体内在调理好，有节制地吃，有准备地吃，有选择地吃。

女人养生关键在调节气色，如果你的脸色暗沉，皮肤暗黄，易烦躁，那说明你已经贫血了。想要补血，很简单，从吃入手，日常生活中应该多吃补血食物，不但可以补益气血，还可以让你的气色由内而外的散发出来。平时多吃具有补血作用的全谷食物，就会补充我们身体所需的铁元素，女人想要红润的好肤色就一定要学会补血，只要气血充盈，肤色就会光彩照人。

·❀❀❀· 推荐全谷食疗方 ❀❀❀·

玫瑰桂圆粥

材料/大米100克，玫瑰花、桂圆各适量。

做法/
1.将大米洗净，放入锅中煮沸。
2.再加入玫瑰花和桂圆，煮熟即可盛出。

小 食材 大 功效
补血活血，养颜。

桂圆红枣黑米糊

材料/黑米、红枣、桂圆各适量。

做法/
1.将黑米洗净，浸泡1个小时。红枣去核。
2.将三者放入豆浆机中，加入适量水，打成米糊即可。

小 食材 大 功效
美容养颜。

红枣粥

材料/薏米50克，红枣10颗，糯米100克，红糖适量。

做法/

1.将薏米、糯米分别淘洗干净，用清水浸泡4小时，捞出沥干；红枣洗净沥干。

2.把薏米、糯米一起放入锅内，倒入适量清水，先用大火煮开后转小火，再加入红枣，熬至米粒糊化成粥状，即可盛出食用，依照个人偏好可加红糖。

小 食材 **大** 功效

补气血，利水湿。

红枣百合银耳粥

材料/大米100克，红豆50克，红枣5颗，泡发银耳1朵，百合少许。

做法/

1.将红枣去核，银耳摘掉根部黄色物质，干百合泡发，鲜百合剥片，备用。

2.同时放在砂锅里，大米煮软，即可。

3.鲜百合需要在粥快好时加入，煮2分钟即可。

小 食材 **大** 功效

美白润肺，补中益气。

养生补血粥

材料/当归、山药、红枣、桂圆、百合各10克，粳米150克。

做法/

1.先取前5种材料煎煮40分钟，去渣取汁。

2.再加入粳米继续煮烂成粥。

三黑粥

材料/黑米50克，黑豆20克，黑芝麻、核桃仁各15克。

做法/共同放入锅中熬粥，可加红糖调味食之。

小 食材 **大** 功效

乌发润肤美容，补脑益智。

枸杞大枣玉米楂粥

材料/玉米楂100克，大枣10个，枸杞15克。

做法/

1.枸杞、大枣用清水淘洗干净，锅中加入清水烧开。

2.再下入玉米楂慢火煮至半熟时，最后下入大枣和枸杞，慢火煮熟，即可出锅。

小 食材 大 功效

养血安神，补肝、肾。

看 这里：女人饮食四不

○不要过多摄入脂肪：一般来说，女性要控制总热量的摄入，减少脂肪摄入量，少吃油炸食品，以防超重和肥胖。脂肪的摄入量标准应为总热量的20%～25%，但目前很多女性已超过30%。如果脂肪摄入过多，则容易导致脂质过氧化物增加，使活动耐力降低，影响工作效率。

○不要减少维生素：维生素本身并不产生热量，但它们是维持生理功能的重要成分，特别是与脑和神经代谢有关的维生素，如维生素B_1、维生素B_6等。这类维生素在糙米、全麦、苜蓿中含量较丰富，因此日常膳食中粮食不宜太精。

○不可忽视矿物质的供给：女性在月经期，伴随着血红细胞的丢失还会丢失许多铁、钙和锌等矿物质。因此，在月经期和月经后，女性应多摄入一些钙、镁、锌和铁，以提高脑力劳动的效率，可多饮牛奶、豆奶或豆浆等。

○不要忽视氨基酸的供给：现代女性中不少人是脑力劳动者，因此营养脑神经的氨基酸供给要充足。脑组织中的游离氨基酸含量以谷氨酸为最高，其次是牛磺酸，再就是天门冬氨酸。豆类、芝麻等含谷氨酸及天门冬氨酸较丰富，应适当多吃。

这样吃 全谷 就对了

孩子 的健脑益智全谷餐

"小儿无记性者，脑髓未满；高龄无记性者，脑髓渐空"，而脑髓渐满则精智渐长，此乃祖国医学所认为。在此所讲的脑髓即脑与脊髓之合称。由脊骨上行入脑之精髓。其位于椎管之内，下至尾骶，上通于脑。对于如何能健脑益智，全谷食物方面可以多吃一些全谷餐。

❖᠁ 推荐全谷食疗方 ᠁❖

鱼片粥

材料/鱼肉100克，粳米100克、油、食盐、香菜、生姜等调味品适量。

做法/

1.将鱼肉去鳞及大刺，洗净切成薄片待用。

2.砂锅加水1000毫升，大火烧开，把淘洗干净的粳米下锅煮成粥，煮熟时放入鱼片稍沸，加入调味品搅匀即成。

小 食材 大 功效

健脑益智。

核桃粳米粥

材料/粳米100克，核桃仁25克，干百合10克，黑芝麻20克。

做法/大米淘净后与其他原料一起放入砂锅，加水适量后用小火炖煮，熟透即可。

小 食材 大 功效

强脑益智，增强记忆力。

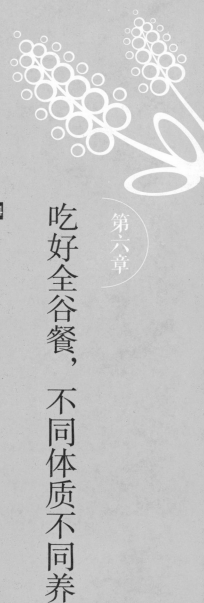

第六章

吃好全谷餐，不同体质不同养

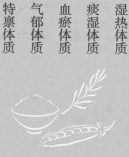

测一测 | 你是哪种体质

气虚体质

近1年内的身体感受	答案
1.是否在平时睡眠充足，连续工作2～3个小时也容易疲乏？	是○ 否○
2.是否容易出现心跳加快、心慌的感觉？	是○ 否○
3.是否容易发生感冒，特别是天气变化较大或季节更替的时候，感冒的发生率很高，或者容易患传染性疾病？	是○ 否○
4.是否总感觉没力气说话，或说话时有上气不接下气的感觉？	是○ 否○
5.脸上是否容易出现色斑沉淀，颜色较浅，成块状，额头、口唇周围也易出现此种现象？	是○ 否○
6.是否睡眠质量欠佳，例如醒得早，且再睡困难，或入睡后稍有动静就能察觉，或稍有不顺心的事就彻夜失眠，或即便睡着也噩梦连连，醒来时觉得全身疲惫？	是○ 否○
7.是否经常食欲不振，连续一段时间内不思茶饭，或即便吃饭也感觉饭菜无味，经常感觉腹胀、消化不良？	是○ 否○
8.是否容易出现呼吸短促的现象，经常要连续急促地呼吸两次才能得到缓解，或呼吸时接不上气？	是○ 否○
9.是否容易出现头晕、头胀、头重脚轻，或站起时出现眩晕、眼花的现象？	是○ 否○
10.是否厌恶喧闹，喜欢安静，不喜欢外出运动，总想坐着或躺着？	是○ 否○
11.是否运动量稍微加大，或稍运动后就浑身疲惫，易出虚汗？	是○ 否○
12.是否总发生情绪不稳定的现象，稍有不顺心的事情绪就会受到影响，心情经常不舒畅，爱生闷气，常为一些小事苦恼，甚至有时候会觉得沮丧、悲伤？	是○ 否○
13.是否经常出现记忆力差、遇事易忘的现象，经常刚刚办完的事情，就忘得一干二净，或者学习、工作效率下降？	是○ 否○
14.是否经常面色苍白，或者有身体倦怠、腰膝酸软？	是○ 否○

测试结果 如果在1年之中，以上14道测试题你有9种以上的切身感受，基本可以判定你属于气虚体质。

阳虚体质

近1年内的身体感受	答案
1.是否经常出现手脚发凉，尤其是秋冬季节，即使衣服穿得很多，手足也没有温暖的感觉？	是○ 否○
2.是否自我感觉非常怕冷，天气转凉或寒冷的时候，衣服比平常人穿得多？	是○ 否○
3.是否比平常人更容易感冒，特别是当天气变化或季节转变的时候？	是○ 否○
4.是否容易出现腹泻、腹胀、腹痛问题，特别是受凉或者吃（喝）凉的、冰的东西后？	是○ 否○
5.是否有面色发白或白中带黄、皮肤干燥且没有光泽、睡眠不足或稍微有些劳累就容易生出黑眼圈的问题？	是○ 否○
6.是否有头发稀疏，前额部的头发边缘向后退，头顶部头发稀少，头发发黄、干枯的问题？	是○ 否○
7.是否容易疲劳，哪怕只做了一点事就觉得全身疲惫不堪，即使每天睡七八个小时，也有无精打采的感觉？	是○ 否○
8.是否有胃脘部、背部或腰膝部怕冷的感觉，害怕碰凉水或淋雨？	是○ 否○
9.是否不能呆在稍微冷一点的环境里，如冬季寒冷的屋里、夏天的空调房里等？	是○ 否○
10.是否容易出现心跳加速、精神涣散、身体乏力疲倦的现象？	是○ 否○
11.是否有口唇发暗、缺乏光泽的现象？	是○ 否○
12.是否常感到口干、口中无味，但没有口渴的感觉，喜欢吃较热的食物或热饮？	是○ 否○
13.是否经常出现只要稍微活动一下，就满身大汗，气喘吁吁的现象？	是○ 否○

测试结果　如果在1年之中，以上13道测试题你有9种以上的切身感受，基本可以判定你属于阳虚体质。

近1年内的身体感受	答案
1.是否经常出现手心脚心发热、出汗的现象？	是○ 否○
2.是否常有口唇干燥、起皮的现象，尤其在寒冷干燥的冬季？	是○ 否○
3.是否容易便秘，或者大便干燥？	是○ 否○
4.使用电脑、看书、看电视时，是否没看多久就出现眼睛干涩、酸痛、疲劳或视物模糊的现象？	是○ 否○
5.是否常感觉皮肤干燥、容易长皱纹，眼睛或关节部位的皮肤干涩，或者四肢皮肤常出现掉皮现象？	是○ 否○
6.是否常出现虽然睡眠时间不长但眼睛比较有神，思维正常的怪事？	是○ 否○
7.是否常有"盗汗"的问题，即便入睡时也会大汗淋漓，醒来以后出汗立即止住，特别是在冬季或冬春交替之际？	是○ 否○
8.是否常有周身皮肤发热的感觉，特别是到夏天更觉得痛苦？	是○ 否○
9.口唇的颜色是否比一般人显得更红，或者有些发暗？	是○ 否○
10.两颧部位是否有潮红，或者面部常会出现红血丝，或者面部发热的现象？	是○ 否○
11.是否经常感到口干舌燥、口渴难耐，或者喜欢吃冷食？	是○ 否○
12.是否经常出现情绪起伏不定，动不动就感到心烦气躁，或者莫名其妙地感觉心情压抑，变得敏感又多疑？	是○ 否○
13.是否容易发怒，脾气较为暴躁，遇事容易冲动，特别是对于一些不顺心的事，常常出现发脾气的现象？	是○ 否○

测试结果 如果在1年之中，以上13道测试题你有9种以上的切身感受，基本可以判定你属于阴虚体质。

湿热体质

近1年内的身体感受	答案
1.面部是否经常油光发亮，特别是"T"字区，即便半小时前刚洗过脸，就觉得脸上油腻，泛起油光？	是○ 否○
2.口腔是否出现牙齿没有光泽、牙齿发黄、牙龈呈深红色或暗红色的现象？	是○ 否○
3.眼睛是否常出现红血丝、容易疲劳、经常酸痛、视物不清等现象？	是○ 否○
4.是否经常有身体沉重、浑身无力、困倦的现象，即使每天睡足9个小时，也常有昏昏欲睡的感觉？	是○ 否○
5.面部是否时常有不清洁、灰暗的感觉，如面色发黄、发暗、油腻？	是○ 否○
6.皮肤是否较容易生痤疮，而且大多属于脓疱质，或者皮肤常出现化脓性的炎症？	是○ 否○
7.是否经常出现口臭，或者嘴里有异味，如泛酸的现象？	是○ 否○
8.是否常有大便黏滞不爽、有解不尽的感觉？	是○ 否○

测试结果 如果在1年之中，以上8道测试题你有一半以上的切身感受，基本可以判定你属于湿热体质。

这样吃 全谷 就对了

157

近1年内的身体感受	答案
1.是否觉得头发总是油腻不堪，或者额头、鼻子总是油光闪闪，特别是早上醒来或下午脸部就会出现黏腻的感觉，而且洗脸后不到30分钟，油光又会出现？	是〇 否〇
2.嘴里是否经常有黏腻的感觉，特别是早上起床后黏腻感更加明显？	是〇 否〇
3.平时是否有痰多的感觉，即使没有感冒，也会有咽喉堵塞有痰的感觉，特别是晚上睡觉时，一躺下痰就涌向咽喉部？	是〇 否〇
4.是否觉得身体沉重不堪，四肢倦怠无力，爱睡懒觉？	是〇 否〇
5.是否爱出汗，总感觉身上黏黏腻腻，特别是腋窝处，汗出不止、有异味，但不是狐臭？	是〇 否〇
6.上眼睑是否轻微的水肿现象，容易出眼袋？	是〇 否〇
7.是否腹部赘肉多、常有腹部胀满的感觉？	是〇 否〇
8.舌苔是否经常出现白厚、厚腻或者整个舌苔厚厚的感觉？	是〇 否〇
9.是否喜欢吃油腻、甜腻的精细食物，如糖果、甜点心、奶油蛋糕等？	是〇 否〇
10.是否容易感到胸闷、喘不过气，或腹部胀满不适，有积滞、消化不良的现象？	是〇 否〇

测试结果 如果在1年之中，以上10道测试题你有6种以上的切身感受，基本可以判定你属于痰湿体质。

近1年内的身体感受	答案
1.是否有头发容易脱落、干枯、分叉，或皮肤干燥、易起皱纹的现象？	是〇 否〇
2.鼻子是否容易出血，或者轻微碰撞后就出血，秋冬季节时最严重？	是〇 否〇
3.身体是否稍有磕碰就会出现紫斑，或者莫名其妙地出现青紫现象？	是〇 否〇
4.是否经常出现牙龈红肿、牙龈出血的现象，如火气大时流血，或者刷牙时出血，或者睡觉时就会流血？	是〇 否〇
5.舌头颜色是否偏紫或暗红，或者有瘀点，舌头下面的脉络颜色紫暗？	是〇 否〇
6.是否出现记忆力差，刚刚做过的事情转眼就忘记了，工作、学习效率非常差？	是〇 否〇
7.两颧部是否有细微红丝？	是〇 否〇
8.面色是否晦暗，且容易出现褐斑？	是〇 否〇
9.是否有痛经问题，且久治不愈？	是〇 否〇
10.是否黑眼圈长期不减轻？	是〇 否〇
11.口唇的颜色是否发紫？	是〇 否〇

测试结果 如果在1年之中，以上11道测试题你有7种以上的切身感受，基本可以判定你属于血瘀体质。

这样吃 全谷 就对了

近1年内的身体感受	答案
1.是否经常情绪低落，感到闷闷不乐、悲痛欲绝，或为了某件不如意的事而出现悲观失望的感觉，并且不良情绪可持续半个月以上？	是○ 否○
2.是否有容易发愁、伤感、感情非常脆弱、敏感多疑的现象，或者无缘无故地感到委屈，有种想哭的感觉，或者说不出什么原因，突然间会担心很多事情？	是○ 否○
3.是否经常无缘无故地叹气，且有喘不过气来的感觉？	是○ 否○
4.是否常出现胃脘胀满、疼痛、食欲不振、饭后反胃、胃部泛酸的现象？	是○ 否○
5.是否经常发脾气，容易因为一些小事情生气，或者容易激动，常忍住不发火？	是○ 否○
6.两胁是否常有疼痛、胀满感，女性出现了月经不调的现象？	是○ 否○
7.是否易感到精神紧张，总有焦虑不安、坐卧不宁的现象出现？	是○ 否○
8.是否经常感到害怕、孤独，或者容易受到惊吓？	是○ 否○
9.是否总感觉咽喉部有异物，吐不出来又咽不下去？	是○ 否○
10.是否出现睡眠质量不佳的现象，如晚上难以入睡，早上很早醒来，且醒来后不易继续入睡，或睡眠较轻，稍有动静就能察觉，或稍有不顺就彻夜难眠，或整夜做梦，醒来时觉得很累？	是○ 否○
11.是否经常出现脸色灰暗的现象，如皮肤没有光泽、血色，面色呈黯黄、蜡黄、灰黄、枯黄等？	是○ 否○
12.是否每遇到天气不好的时候，特别是阴雨绵绵的季节，情绪就会有不同程度的变化，总感觉无所适从、心情压抑、情绪低落？	是○ 否○

测试结果 如果在1年之中，以上12道测试题你有9种以上的切身感受，基本可以判定你属于气郁体质。

特禀体质

近1年内的身体感受	答案
1.是否经常无缘无故地打喷嚏？	是○ 否○
2.是否闻到异味或到了季节更替、温度变化时就会出现咳嗽、气喘、胸闷的现象？	是○ 否○
3.是否经常患荨麻疹、风疹、湿疹等皮肤病？	是○ 否○
4.吃过药物、食物，或接触过油漆、涂料之类的东西，或在新装修的房子中久留后会出现一些过敏现象，如皮肤起点状或块状的红包，且伴随着发痒等？	是○ 否○
5.是否经常有鼻塞、流鼻涕或流眼泪的现象，即便没感冒也会如此？	是○ 否○
6.皮肤是否因过敏出现过紫红色瘀点或瘀斑？	是○ 否○
7.眼睛是否经常出现红血丝、瘙痒或红肿的症状？	是○ 否○
8.每到春季或秋季就会感到咽喉发痒、肿痛、有异物感等？	是○ 否○
9.皮肤只要轻轻一抓是否就会出现明显的抓痕，或者周围皮肤红出一片？	是○ 否○

测试结果　如果在1年之中，以上9道测试题你有6种以上的切身感受，基本可以判定你属于特禀体质。

这样吃 全谷 就对了

161

气虚体质

形体消瘦或偏胖，体倦乏力，面色苍白，语声低怯，常自汗出，且动则尤甚，心悸食少，舌淡苔白，脉虚弱，是其基本特征。若患病则诸症加重，或伴有气短懒言、咳喘无力；或食少腹胀、大便溏泄；或脱肛、子宫脱垂；或心悸怔忡、精神疲惫；或腰膝酸软、小便频多，男子滑精早泄、女子白带清稀。

体质成因

气虚体质是指当人体脏腑功能失调，气的化生不足时，易出现气虚表现。调养宜补气养气，因肺主一身之气，肾藏元气，脾胃为"气生化之源"，故脾、胃、肺、肾皆当温补。

吃对全谷

常食粳米、糯米、小米、黄米、大麦。

日常养护

气虚体质者最怕季节转换，最怕气温骤升骤降，最怕环境的变化。所以说严寒酷暑，翻风落雨，首当其冲受影响的往往是气虚体质的人。还有节气的变化，比如大寒和冬至，应该是气虚体质和阳虚体质的人比较难过的时候。夏至、大暑、三伏天的时候也是气虚的人比较难过的时候。

所以就要注意预防：衣服的增减、空气的流通、保暖等。

糯米山药粥

材料/糯米200克，山药100克，枸杞适量。

做法/

1.山药去皮洗净后切成小块，枸杞泡软。

2.糯米洗净后加水煲粥，至七成熟后放入山药一起煲煮至熟，加入枸杞即可。

小 食材 大 功效

健脾补肾，益肺固精。

参枣糯米饭

材料/党参15克，红枣20克，糯米250克，白糖50克。

做法/

1.将党参、红枣放锅内加水泡发，加水烧开，倒入糯米、白糖，煮成饭即可食用。

2.每日2次，连吃10天。

小 食材 大 功效

补脾和胃，益气生津，适用于胃下垂伴有气虚体弱者。

看 这里：女性气虚吃什么

女人气虚最好是选择一些补气食品进行调补，常见的有肉类食品、豆类食品，等等。同时还应该在日常注意一些禁忌食品，如山楂、薄荷、香菜等等。下面推荐几种适合气虚体质者的食物：

○栗子：具有补血、补肾、补脾等作用，对于气虚者有补益作用。

○红枣：是一种补血圣品，同时也具有调养脾胃、安神的作用，对于脾胃弱、气虚的患者来说，常吃效果很好。

○山药：既是一种食材也是一种药材，中医认为，山药具有补气、补肾、养阴的功效，适合脾胃虚弱、腹泻的人群食用。

这样吃 全谷 就对了

阳虚体质

> 形体虚胖或面色苍白无光泽；平素怕冷喜暖，极易出汗，脉沉；精神虚弱，说话或动作经常有气无力；容易腹泻，小便多而色淡、不通畅；唇色淡，舌色淡红，舌苔白滑；不喜欢喝水，很少觉得口渴，患病则极易怕冷蜷缩、手脚冰凉；腹中不断作痛，腰背冷痛，咳喘心悸；女性因体寒易导致不孕。

体质成因

阳虚，指机体的阳气虚损，或阳气的温煦、推动、气化等机能减退，气、血、津液等运行迟缓，机体呈现一派寒象和衰弱的病理状态。形成阳气偏衰的主要原因有：先天禀赋不足，或后天饮食失养，或劳累过度而内伤，或久病损伤阳气等。

吃对全谷

多吃温热性的全谷食品，以温暖身体，强化身体的生理机能，改善体质。如粳米、小麦、高粱。

日常养护

阳虚体质的人调养的关键在补阳。五脏之中，肾为一身的阳气之根，所以应着重补肾。阳虚的人，容易感受寒邪，产生各种痛症、痹症、水肿、不孕不育等。

阳虚体质的人，适应气候的能力差，多怕寒喜暖，耐春夏不耐秋冬。所以阳虚体质者应特别重视环境调摄，提高身体抵抗力。冬季要避寒就温，春夏要注意培补阳气，即在春夏季多晒太阳，每次不少于15～20分钟。这样就可大大提高人体在冬季的耐寒能力。

鸡肉皮蛋粥

材料/鸡肉、粳米各200克，皮蛋2个，姜、葱、盐等各适量。

做法/

1.先将鸡肉切成小块，加水煲成浓汁，用浓汁与粳米同煮。

2.待粥将熟时加入切好的皮蛋和煲好的鸡肉，加适量的调味品。

小 食材 大 功效

滋养五脏，补阳气。

桂圆红枣小麦粥

材料/红枣、桂圆各适量，小麦、糯米各50克。

做法/

1.将小麦半杯、糯米半杯洗好、红枣洗净，去核，加上桂圆肉。

2.放在电饭锅里煮，加入大半锅水，先用煮饭档，等粥煮开1个小时后再用慢火档，煮到粥稠即可盛出。

小 食材 大 功效

温阳益气。

看 这里：按摩气海，生阳气

　　"气海"被称为暖身穴，意思是说气海穴有调整全身虚弱状态、增强免疫力的作用。找到肚脐，气海在肚脐下1.5寸、大约二指宽的地方。用拇指或中指的指端揉，揉的力量要适中，每天揉一次，每次5～10分钟。

阴虚体质

＋ 潮热是阴虚体质者一种比较明显的自我感觉。常常会感到一阵阵地身上发热（但体温正常），这种烘热感觉来去匆匆，且有明显的时间性。早上常不太明显，到了午后，甚至到了傍晚，就会非常明显。常感到头昏、腰酸腿软。一睡着就会出汗，醒来后就不出了，这就是中医所说的"盗汗"。此外，阴虚体质的人常常是口干咽燥，经常要喝水，而且喜欢喝偏凉的水，不愿意喝温热的水。从体形上看，阴虚体质的人常常是偏瘦的。阴虚体质的人脸色大多是红红的，舌头常鲜红或淡红，舌苔薄白而少或无苔。阴虚体质的人大便常干燥，排便很困难，小便发黄而短少。

体质成因

阴虚体质受先天禀赋的影响很大，比如先天不足，孕育时父母体弱或年长受孕造成体质偏颇；后天因素多由于久病失血，或纵欲耗精，或积劳伤阴，或曾患出血性疾病等导致阴津耗伤过度，久而久之形成阴虚体质。

吃对全谷

阴虚的人应该多吃一些滋补肾阴的食物，以滋阴潜阳为法。常选择的全谷食物，如小麦、黑米。

日常养护

阴虚体质调养的总原则：食宜滋阴，起居忌熬夜，运动勿大汗。

紧张工作、熬夜、剧烈运动、高温酷暑的工作环境等能加重阴虚的倾向，应尽量避免。特别是冬季，更要保护阴精，不做剧烈的户外活动。节制房事，惜阴保精。

•⊷❀⊷ 推荐全谷食疗方 ⊷⊷•

黑米枸杞糊

材料/黑米100克，枸杞子适量。

做法/

1.将黑米洗净，用水泡1小时。枸杞子洗净。

2.二者放入豆浆机中，打成糊。

⑪ 食材 ⑤ 功效

滋阴养身。

小麦牛奶汁

材料/小麦100克，牛奶1袋。

做法/将小麦磨成粉，放入锅中加水煮熟，然后放入牛奶，继续煮片刻即可。

⑪ 食材 ⑤ 功效

滋养阴津。

红豆黑米粥

材料/红豆、黑米各适量。

做法/

1.红豆和黑米洗净，提前用清水分别浸泡12小时以上。

2.煮粥时，先将黑米用水浸泡一夜，淘洗次数要少，泡米的水要与米同煮，以保存营养成分。

3.将浸泡的水倒入锅中，再将泡好的黑米和红豆放入锅中，大火煮开。

4.等大火煮沸后，转至小火煮慢炖至红豆微开花熟软即可。

⑪ 食材 ⑤ 功效

滋阴补肾。

湿热体质

面部油腻，牙齿黄、牙龈红、口唇红，皮肤易生痤疮、脓疱；口干、口臭、口苦、汗味大、体味大；大便燥结或黏滞不爽，异味特别大，臭秽难闻；小便黄赤、颜色很深；白带多，色黄，外阴经常瘙痒；舌质红，舌苔黄厚；性情急躁易怒。

体质成因

◎先天禀赋。

◎嗜烟酒，经常熬夜。

◎滋补不当，如吃很多银耳、燕窝、冬虫夏草等，这样滋补过度会促生或者加重这种体质。

◎长期情绪压抑，借酒浇愁。

吃对全谷

少吃肥甘厚味。饮食方面要清淡祛湿。祛湿谷物：薏米、红豆。

日常养护

忌熬夜，因为熬夜伤肝胆，会非常影响肝胆之气的升发，容易生湿热。湿热体质的人冬季不能大量进补，不要多吃火锅，羊肉、狗肉，越补体质偏颇性越明显。

百合薏米粥

材料/百合、薏米、大米、冰糖各适量。

做法/

1.将薏米、大米分别淘洗干净，薏米用温水浸泡1小时；干百合用温水浸泡约15分钟。

2.锅置火上，倒入适量水烧开，放入薏米煮开，转小火煮10分钟，加入大米煮开后再煮约20分钟，加入百合，煮至黏稠，加冰糖调味即可。

小 食材 大 功效

清利湿热，润泽养颜。

绿豆薄荷薏米粥

材料/薏米50克，绿豆20克，薄荷5克，白糖适量。

做法/薄荷轻煎取汁，再煮薏米、绿豆，粥成后加入薄荷汁再煮两沸，加白糖即可食用。

小 食材 大 功效

清热利湿，疏肝利胆。

看 这里：艾灸疗法改善湿热体质

选取带脉、三阴交、足三里。湿热下注者加行间、太冲、丰隆，脾肾亏虚者加脾俞、肾俞，关元、中极。选用艾条悬灸或随身灸每次选用3～4个穴位，每穴每次灸10分钟，每日灸治1次，15次为1个疗程。

痰湿体质

痰湿体质的人容易肥胖，肢体沉重，面色无光，容易犯困，喉间有痰，嗜食肥甘，懒动，嗜睡，身重如裹，口中黏腻，便溏，脉濡而滑，舌体胖、苔滑腻等。

体质成因

痰湿体质是指当人体脏脏功能失调，易引起气血津液运化失调，水湿停聚，聚湿成痰而成痰湿内蕴表现。

吃对全谷

应常吃味淡性温平的食品，除了多吃些蔬菜、水果，全谷食物应该多吃一些具有健脾利湿、化瘀祛痰的食物，如粳米、薏米。

日常养护

◎加强运动，强健身体机能，增强脾胃功能。

◎不宜在潮湿的环境里久留，在阴雨季节要注意避免湿邪的侵袭，这类体质的人平时应定期检查血糖、血脂、血压。

◎嗜睡者应逐渐减少睡眠时间，多进行户外活动。

◎洗澡应洗热水澡，适当出汗为宜；穿衣尽量保持宽松，面料以棉、麻、丝等透气散湿的天然纤维为主，这样有利于汗液蒸发，祛除体内湿气。

◎注意保暖，湿遇温则行，遇寒则凝，寒凉的天气不利水湿在体内运化，常伤及脾胃，因此痰湿体质在寒凉的天气症状较为明显。

薏米鱼腥草粥

材料/薏米30克,鱼腥草50克,粳米100克,食盐适量。

做法/

1.将粳米、薏米淘洗干净,鱼腥草去除老叶,洗净。

2.在锅内加水500毫升,煮沸后放入鱼腥草,再用中火煎熬15分钟,过滤出药汁待用。

3.用粳米、薏米熬粥,粥熬熟后加入鱼腥草汁,用食盐调味,搅匀起锅即成。

小食材大功效

清热解毒,利湿祛痰。

鲫鱼薏米萝卜汤

材料/鲫鱼1条,白萝卜200克,薏仁25(泡过),姜、葱、料酒、盐、油各适量。

做法/

1.新鲜鲫鱼,去内脏,洗净,沥干,萝卜切细长条、姜切片,葱打结。

2.锅里放适量油,煎鱼,至两面金黄。在鱼身上倒适量料酒,放入姜、葱、萝卜、薏仁,3碗清水,大火煮开,调味即可。

小食材大功效

去湿气。

茯苓薏米粥

材料/茯苓粉20克,薏米50克,大米100克。

做法/

1.将薏米、大米分别洗净后用清水浸泡30分钟。

2.在锅内加入适量清水,下入薏米、大米熬煮成粥,待粥将熟时下入茯苓粉稍煮片刻即可。

小食材大功效

健脾利湿。

血瘀体质

> 　　头发容易脱落；嘴唇颜色深，尤以唇缘明显；舌质青紫，症状轻的人时有时无，重者常有，并且不褪不散；眼眶暗黑，上下眼睑也呈紫黑色；皮肤灰暗没有光泽，肤质粗糙，有皮屑，干燥，甚者如鱼鳞；头、胸、腹、背、腰、四肢等部位有固定的疼痛，时时发作；常有胃脘部饱胀难消，按该部位，感觉不适；妇女常有痛经、闭经现象。

体质成因

　　血瘀体质的形成与先天禀赋及后天影响关系重大。若父母双方或一方是血瘀体质，生下的孩子拥有血瘀体质的可能性就非常大。再从后天环境的角度来看，促成血瘀体质的主要原因有三点。第一，长期忧愁、抑郁，除了气郁体质受这方面影响以外，血瘀体质的形成也与此有关。因为气与血的关系是相互依存的，气行则血行，气滞则血瘀。第二，严重的跌打创伤，有些人有过严重的跌打创伤后，体内的瘀血长时间不能消散，久而久之也会形成血瘀体质。当然，这里所说的跌打创伤，是指对身体伤害较重的创伤，而非日常的小磕碰。第三，大病久病。中医认为"久病入络"、"久病致瘀"，凡是病情缠绵、久治不愈的疾病，基本上都会令体内的毛细血管出现微循环障碍，长时间不加调理，势必会形成血瘀体质。除了这三点致病因素以外，日常的饮食、生活习惯等也对血瘀体质的形成有一定的影响。

吃对全谷

　　气滞血瘀体质宜选用有行气、活血功能的全谷食物，如黑米。

血瘀体质者的病因与气血瘀滞有关。气血一旦瘀滞，既可能化寒，也可能化热，甚至痰瘀相杂为患。养生根本之法在于活血化瘀。最好能注意调整自身气血，吃一些活血类型的食物或药物，多做有利于心脏血脉的运动，调整心理状态，保持身体和心理的健康。

·⊹ 推荐全谷食疗方 《《·

黑芝麻黑米粥

材料/黑米1杯，黑芝麻2大匙，白砂糖适量。

做法/

1.黑米洗净、沥干。

2.锅中加水煮开，放入黑米搅拌一下，待煮滚后改中小火熬煮45分钟，放入黑芝麻续煮5分钟，加白砂糖煮溶即成。

小 食材 大 功效

排毒活血。

黄豆黑米豆浆

材料/黄豆60克，黑米30克，葡萄干20克，枸杞、黑芝麻各10克。

做法/

1.黄豆提前浸泡8小时。

2.把葡萄干、黑米、枸杞、黑芝麻备好。

3.先把黄豆放入豆浆机中，把葡萄干、黑米、枸杞、黑芝麻淘洗干净。

4.把葡萄干、黑米、枸杞、黑芝麻放入豆浆机中，加够足量的水。

5.放上豆浆机盖子，插上电源，按一下五谷豆浆键，20多分钟即熟，盛入碗中，即可享用。

小 食材 大 功效

补血活血。

气郁体质

神情忧郁，情感脆弱，烦闷不乐；多愁善感，忧郁，焦躁不安；经常无缘无故地叹气，容易心慌，容易失眠；容易受到惊吓，遇事容易感到害怕；胁肋部或乳房常感觉胀痛；舌淡红，苔薄白。

体质成因

人体之气是人的生命运动的根本动力。生命活动的维持，必须依靠气。人体的气，除与先天禀赋、后天环境以及饮食营养相关以外，且与肾、脾、胃、肺的生理功能密切相关。所以机体的各种生理活动，实质上都是气在人体内运动的具体体现。当气不能外达而结聚于内时，便形成"气郁"。

中医认为，气郁多由忧郁烦闷、心情不舒畅所致。长期气郁会导致血循环不畅，严重影响健康。

吃对全谷

气郁体质者应选用具有理气解郁、调理脾胃功能的食物，如小麦、大麦、荞麦、高粱。

日常养护

忧思郁怒、精神苦闷是导致气机郁结的原因所在。气郁体质者性格多内向，缺乏与外界的沟通，情志不达时精神便处于抑郁状态。所以，气郁体质者的养生法重在心理卫生和精神调养。

菊花茉莉茶

材料/菊花、茉莉各适量。

做法/将菊花和茉莉花放入玻璃杯中，烧水后，用沸水冲泡菊花和茉莉花茶，盖上盖稍等片刻，即可饮用。

小 食材 大 功效

疏肝解郁。

甘麦大枣粥

材料/小麦50克，大枣10枚，甘草5克。

做法/先煎甘草，去渣取汁，后入小麦及大枣，煮粥。空腹服用。

小 食材 大 功效

益气安神。

桂花茶

材料/桂花3克，红茶1克。

做法/将桂花加水同煮，煮沸后加入红茶，再次煮沸后取汁饮用。

小 食材 大 功效

宁心安神。

小麦山药糊

材料/小麦100克，山药适量。

做法/

1.将小麦洗净，山药去皮洗净，切块。

2.将二者放入豆浆机中，打成米糊即可。

小 食材 大 功效

解郁，益气。

橘皮粥

材料/橘皮50克，粳米100克。

做法/将粳米淘洗干净，放入锅内，加清水，煮至粥将成时，加入橘皮，再煮10分钟即成。

小 食材 大 功效

理气运脾。

玫瑰大麦茶

材料/玫瑰3~4朵，大麦茶1包。

做法/将玫瑰和炒制好的大麦茶一同放在玻璃杯中，将煮开的废水加入玻璃杯中，待片刻即可。

小 食材 大 功效

解渴，理气疏肝。

这样吃 全谷 就对了

175

特禀体质

特禀体质有多种表现，比如有的人即使不感冒也经常鼻塞、打喷嚏、流鼻涕，容易患哮喘，容易对药物、食物、气味、花粉、气候过敏；有的人皮肤容易起荨麻疹，皮肤常因过敏出现紫红色瘀点、瘀斑，皮肤常一抓就红，与西医所说的过敏体质有些相像。患遗传性疾病者有垂直遗传、先天性、家族性特征；患胎传性疾病者具有母体影响胎儿个体生长发育及相关疾病特征。

体质成因

特禀体质是受遗传影响最大的一种体质类型，父母的体质特征决定了子代的体质类型。特别是遗传病体质和胎传体质，基本上是遗传的结果。至于过敏体质，有研究表明，父母双方都是过敏体质，子女出现过敏体质的概率占70%；仅父亲是过敏体质，子女遗传该类体质的概率为30%；仅母亲是过敏体质，子女则有50%的概率出现同一类型的体质。这就说明，母亲的体质类型对子女的影响更大一些。

吃对全谷

饮食宜清淡、均衡，粗细搭配适当，荤素配伍合理，对于全谷食物，如果特禀体质没有特别不能吃的食物，那么全谷食物都可以吃。

日常养护

居室宜通风良好。保持室内清洁，被褥、床单要经常洗晒，可防止尘螨过敏，室内装修后不宜立即搬进居住，应打开窗户，让油漆、甲醛等化学物质气味挥发干净时再搬进新居。春季室外花粉较多时，要减少室外活动时间，可防止花粉过敏。不宜养宠物，以免对动物皮毛过敏。起积极参加各种体育锻炼，增强体质。天气寒冷时锻炼要注意防寒工作，防止感冒。

❀❀❀ 推荐全谷食疗方 ❀❀❀

南瓜蛋小米粥

材料/南瓜150克，小米50克，鸡蛋1个。

做法/

1.小米淘洗干净放入锅中，加入适量清水，熬煮成软烂的米粥。

2.南瓜去皮洗净，切成薄片，入蒸锅蒸熟，取出用勺子按压成蓉。

3.鸡蛋洗净放入清水锅中煮熟，捞出去壳，将蛋黄碾压成粉末状。

4.将南瓜蓉和蛋黄泥加入煮好的小米粥里，搅拌均匀即可。

小 食材 大 功效

滋补身体。

山药莲子粥

材料/山药、莲子各10克，粳米适量。

做法/将洗净的山药、莲子及粳米一同放进煲内，加清水1000毫升，煲至粳米开花，粥变黏稠，调味即成。

小 食材 大 功效

益气养阴，补脾肺肾。

胡萝卜小米粥

材料/胡萝卜半根，小米25克。

做法/

1.将胡萝卜洗净，切成丁。小米淘洗干净。

2.将小米放入锅中加水，煮沸，然后放入胡萝卜丁继续煮，等粥熟后即可食用。

小 食材 大 功效

预防花粉过敏。

平和体质

> 平和体质又叫做"平和质"，是最稳定、最健康的体质！一般产生的原因是先天禀赋良好，后天调养得当。平和体质以体态适中、面色红润、精力充沛、脏腑功能状态强健壮实为主要特征。

体质成因

先天禀赋良好，后天调养得当。

吃对全谷

平和体质的人在饮食上面没有特别的要求。

日常养护

合理膳食，日常饮食主要包括粮食类、肉蛋类、奶制品、豆制品、蔬菜水果类。注意荤菜与素菜相搭配，避免同一类食品的重复搭配食用。

睡眠充足，人的一生1/3的时间都是在睡眠中度过的。在深度睡眠中，人体细胞可以自我修复，尤其在夜间10点到凌晨3点间的睡眠称为美容觉，可以排除体内毒素，恢复人体功能。

适量的运动对于身体各个器官的代谢、运作、营养吸收有着不可忽视的作用。平和质的人精力充沛、体力较好，既可进行太极拳（剑）、五禽戏、散步等柔缓的运动。也可选择跑步、篮球、排球、足球、健身操等运动量较大的项目。

黑米粥

材料/黑米80克，大米20克，红枣40克，枸杞、白糖各5克。

做法/

1.黑米淘洗干净，浸泡5小时；大米洗净，浸泡30分钟；红枣洗净、去核；枸杞子洗净。

2.锅置火上，放入黑米、大米、红枣和适量清水，大火煮沸后转小火熬煮成粥，再加入枸杞煮5分钟，用白糖调味即可。

小 食材 大 功效

补养脏腑，益气养血。

鸡蛋小米粥

材料/小米100克，鸡蛋1个，盐适量。

做法/将小米洗净煮粥；鸡蛋打散；将蛋液淋入粥中，稍煮片刻，加入盐调味即可。

小 食材 大 功效

滋补身体。

白菜粥

材料/粳米100克，白菜150克，盐2克。

做法/

1.将白菜择洗干净，切成粗丝。

2.把粳米淘洗干净，放入锅中，加水煮粥，将熟时放入白菜丝，调入盐，将粥再略煮片刻即成。

小 食材 大 功效

补充身体营养。

粳米小米粥

材料/粳米150克，小米50克，冰糖20克。

做法/

1.将粳米、小米洗净。

2.将粳米、小米同放锅内，加水适量，用大火烧沸，再用小火煮30分钟，加入冰糖，搅匀即成。

小 食材 大 功效

健脾养胃，滋补身体。

这样吃 全谷 就对了

179

参考文献

[1]谭斌，谭洪卓，刘明，等. 全谷物食品的国内外发展现状与趋势[J]. 中国食物与营养，2009（9）：6-9.

[2]谭斌，谭洪卓，刘明，等. 我国全谷物食品发展的现状、问题与思路[J]. 粮油食品科技，2011（3）：9-12.

[3]屈凌波. 谷物营养与全谷物食品的研究开发[J]. 粮食与食品工业，2011（5）：12-14.

[4]王春玲. 全谷物营养与健康指南 [M]. 北京：化学工业出版社，2014.

[5]董加毅. 全谷物、精白米摄入与2型糖尿病发病风险：Meta分析[D]. 苏州：苏州大学，2012.

[6]于新，胡林子. 谷物加工技术[M]. 北京：中国纺织出版社，2011.

[7]夏翔，施杞. 中国食疗大全[M]. 上海：上海科学技术出版社，2006.

《中国居民营养与慢性病状况报告（2015年）》中指出2012年我国糖尿病患病率为9.7%，也就是说约每10个人中就有一个糖尿病患者。众所周知，糖尿病是一种与饮食有密切关系的疾病，尤其是主食的摄入，那么对于全谷食物，糖尿病人群需要有哪些认识呢？

全谷食物是指完整或碾碎、破碎或压片的颖果，主要组成包括淀粉胚乳、胚芽与麸皮。在谷物精加工过程，胚芽与麸皮被破坏或丢失，其中所含谷物纤维、钾、钙、镁、B族维生素和植物化学物大量流失，这些成分对糖代谢具有重要的作用。在目前的研究中，全谷物与2型糖尿病的关系已经越来越备受关注，在欧美已经有了大量的研究。研究结果显示：全谷物、镁、谷物纤维摄入与2型糖尿病发病呈显著负相关，而精白米摄入与2型糖尿病发病呈显著正相关。最高与最低摄入量相比，全谷物可降低2型糖尿病29%的发病风险，镁可降低2型糖尿病22%的发病风险，谷物纤维可降低2型糖尿病24%的发病风险，而精白米增加33%的发病风险。

此外，全谷物纤维改善胰岛素抵抗，减少代谢综合征，比其他膳食纤维效果更好；过去的几年中，有5个大型群组研究得出了一致的结论：与低全谷物摄入量的人相比，高全谷物摄入量可显著降低2型糖尿病的发病风险。具体说，每周摄入20份全谷物的人比每周平均少于1份全谷物的人2型糖尿病的发生率要减少降低26%。

从这个意义上说，鼓励长期"全谷物"摄入，能减少我国1/3的2型糖尿病患者。这对医疗费用的节约效果是惊人的。

这样吃 全谷 就对了

❧ 全谷食品并非越多越好

有营食用可能会产生蛋白质补充受阻、肠道消化等问题，还可能影响人体正常的生理功能，而准确的健康进食原则应该为"食物多样、谷类为主、粗细搭配"。

中国营养学会提供的报告称，全谷物食物是膳食纤维的最佳来源，它不仅有助于体重控制、促进肠道健康，还可以有效的降低罹患多种癌症及慢性疾病的风险。此外还能缓解消化速度和加快排泄胆固醇，让血液中的血糖和胆固醇维持在理想水平。

有研究资料表明，在主食摄入量一定的前提下，每天食用85克的全谷食品能减少若干慢性疾病的发病风险，可以帮助控制体重。有专家建议，成年人每人每天最好能吃50克以上的粗粮，老年人有容易便秘、患心脑血管病、糖尿病、肥胖病的问题，每日可吃到100克，但消瘦、营养不良、消化不良的老人则要少吃些。此外，肥胖及三高人群也应适当多吃些全谷食物。

❧ 不宜常吃全谷食物的人群

□缺钙的人群

谷物的植酸、草酸含量高，会抑制钙质，尤其抑制铁质的吸收，所以缺钙、贫血的人，更要有选择地吃。例如，牛奶不能跟五谷饭一起吃，以免影响钙质吸收。

□特殊人群

粗粮营养价值低、供能少，对于从事重体力劳动的人而言营养提供不足。

老年人和小孩：因为老年人的消化功能减退，而孩子的消化功能尚未完善，消化大量的食物纤维对于胃肠是很大的负担。而且营养素的吸收和利用率比较低，不利于小孩的生长发育。

肾脏病人：肾脏病人反而需要吃精致白米。因为五谷杂粮的蛋白质、钾、磷含量偏高，当成主食容易吃多，病人身体无法耐受。

糖尿病人：要控制淀粉摄取，即使吃五谷杂粮，也要控制份量。

而且五谷杂粮虽然因为纤维够，有助于降血糖，医护人员多鼓励糖尿病人吃，但一旦糖尿病合并肾病变，这时就不能吃杂粮饭，得回过头来吃精白米。

癌症病人：癌症病人如果胃肠功能还好，可以吃全谷食物，但只要是胃肠道手术或胃肠道癌，不适合吃。尤其大肠癌病人，从治疗期间到治疗后至少两、三个月，都要采取低渣饮食，避开纤维太硬、会摩擦、撑开肠胃道的食物，等恢复后回诊时，再跟医生确认能否吃五谷杂粮。专家也指出，癌症病人要避免荞麦类，以免影响消化，对病情不利；同时最好先问过医生的意见，调配份量。

痛风病人：吃多豆类，会引发尿酸增高，五谷当中的豆类摄取量就要降到最低。

❀ 全谷与麸质饮食

麸质又称为麸质蛋白、麦胶或者面筋，它是谷物的一种谷蛋白，存在于小麦、大麦、黑麦等谷物的胚乳中，是多个单一蛋白质的混合物，主要由醇溶谷蛋白及谷蛋白两种蛋白质组成。而有专家指出，全谷就是含麸质的谷物，小麦、大麦、黑麦等三种谷物及其制品，是美国食品药物监督管理局认定为麸质食物的主要来源。但是，目前存在这样的问题，部分人吃了麸质食物会产生麸质过敏症，如出现肠疾或麸质过敏腹泻的情况，经专家研究表明，这部分人体内的免疫系统有过多的麸朊抗体，与醇溶谷蛋白产生反应，小肠绒毛受到损害，无法吸收食物中的营养，从而引起腹泻等肠道症状。如果情况严重还可能导致维生素及矿物质缺乏、骨质疏松、生长发育迟缓、身材矮小、不孕、流产、肠道癌症的风险。因此对麸质过敏的人，就需要在选用谷物食物时，注意规避含麸质的谷物，选用无麸质的谷物。

这样吃 全谷 就对了

核桃芝麻粉——滋养延年、智慧配方

【配方】黑芝麻、核桃、黑米

【配方特点】食用时满口留香，儿童健脑益智，老人益寿延年，女士护肤美颜、延缓衰老。

杞枣粉——养血经典、美颜配方

【配方】红枣、枸杞、黑米、黑豆、花生、核桃

【配方特点】润燥安神，保护视力，增强免疫力。

八宝粉——开胃健脾

【配方】山楂、腰果、糙米、黑芝麻、黑米、燕麦、红枣、山药

【配方特点】富含优质植物蛋白和钙，健脾开胃，帮助消化，易于吸收。营养均衡，微酸适口，增进食欲。

什锦粉——祛湿清热、美白配方

【配方】莲子、茯苓、芡实、薏米、黑芝麻、核桃、黑米、黑豆

【配方特点】莲子、燕麦、茯苓有美白作用，是女士保养佳品。

南瓜绿茶粉——排毒纤体、窈窕配方

【配方】绿茶、花生、大麦、黑豆、糙米、南瓜籽

【配方特点】富含膳食纤维，通便排毒，饮食精细、油腻者宜食，容易产生饱腹感，可保持窈窕身材。

多谷粗纤粉——降脂降压、三低配方

【配方】荞麦、燕麦、玉米、黄豆、花生

【配方特点】降糖、降脂、降压，中老年及心脑血管疾病患者宜食，肥胖、便秘者宜食。